编委会名单

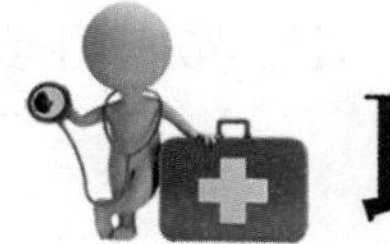

职业病防治300问

主编 陈葆春

ZHIYEBING FANGZHI
300 WEN

ARTIME 时代出版
时代出版传媒股份有限公司
安徽科学技术出版社

图书在版编目(CIP)数据

职业病防治300问 / 陈葆春主编. --合肥:安徽科学技术出版社,2021.4
ISBN 978-7-5337-8386-0

Ⅰ.①职… Ⅱ.①陈… Ⅲ.①职业病-防治-问题解答 Ⅳ.①R135-44

中国版本图书馆CIP数据核字(2021)第021927号

职业病防治300问 主编 陈葆春

出 版 人:丁凌云 选题策划:黄 轩 聂媛媛 责任编辑:聂媛媛
责任校对:张 枫 责任印制:廖小青 装帧设计:王 艳
出版发行:时代出版传媒股份有限公司 http://www.press-mart.com
安徽科学技术出版社 http://www.ahstp.net
(合肥市政务文化新区翡翠路1118号出版传媒广场,邮编:230071)
电话:(0551)63533323
印 制:合肥锦华印务有限公司 电话:(0551)65539314
(如发现印装质量问题,影响阅读,请与印刷厂商联系调换)

开本:880×1230 1/32 印张:6.5 字数:180千
版次:2021年4月第1版 2021年4月第1次印刷

ISBN 978-7-5337-8386-0 定价:45.00元

序　言
PREFACE

职业病防治关系亿万劳动者的个人和家庭幸福，关系经济可持续发展和社会稳定大局，是全球共同面临的重大公共卫生问题之一。我国是一个发展中国家，正处于工业化、城镇化快速发展阶段，在几十年粗放式发展过程中积累的职业病问题逐渐显现，尘肺病等职业病防治形势仍然严峻，新的职业危害因素不断出现，肌肉骨骼系统疾病和工作压力导致的生理、心理问题正成为亟待应对的职业健康新挑战。

党中央、国务院历来高度重视职业病防治工作。党的十八大以来，以习近平同志为核心的党中央坚持以人民为中心的发展思想，把人民健康放在优先发展的战略地位，提出必须把以治病为中心转变为以人民健康为中心，树立大卫生、大健康理念，将健康融入所有政策，努力全方位全周期保障人民健康等一系列新理念、新思想、新要求。党的十九大做出实施健康中国战略重大决策部署。2019 年 6 月，国务院印发的《关于实施健康中国行动的意见》中提出，要实施职业健康保护行动，落实用人单位主体责任和政府监管责任，预防和控制职业病危害，鼓励用人单位开展职业健康管理，加强尘肺病等职业病救治保障。

安徽省职业病防治院组织专家编写的《职业病防治300 问》，从维护劳动者健康权益出发，内容涵盖了法律法规、工作场所环境、职业健康检查、职业病诊断、康复治疗、职业卫生技术服务及劳动者合法权益保障等多方面，简单明了，通俗易懂，图文并茂，旨在通过一问一答的方式回应职业人群健康关切，是新时期职业病防治科普宣传的适用读本，可供职业健康监管人员、职业卫生技术服务人员、用人单位职业健康管理人员和广大劳动者学习参考。

国家卫生健康委职业健康司司长 吴宗之

2021 年 3 月

目 录

CONTENTS

法律法规篇

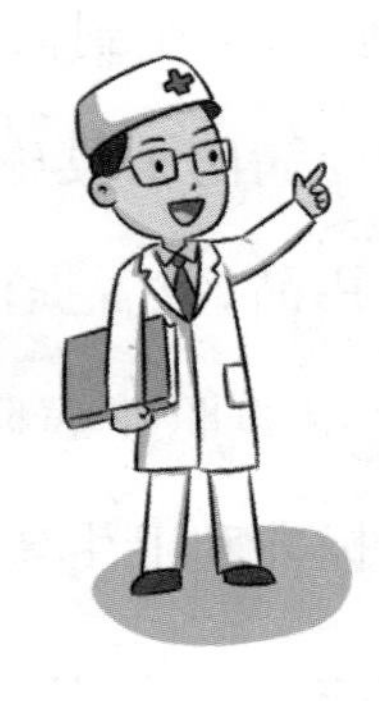

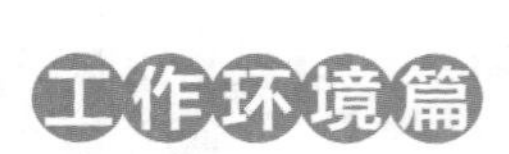
工作环境篇

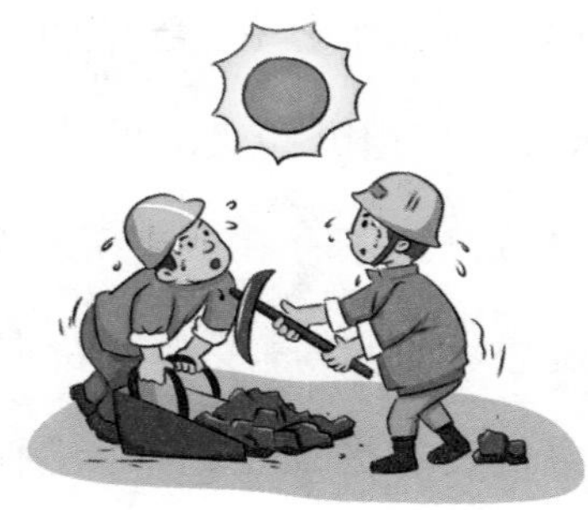

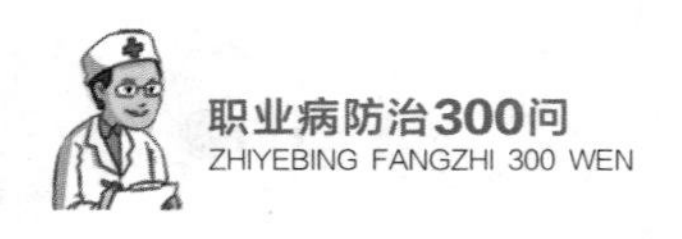

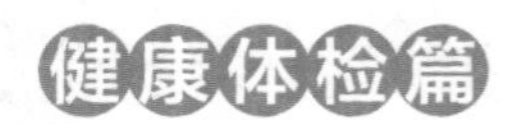

健康体检篇

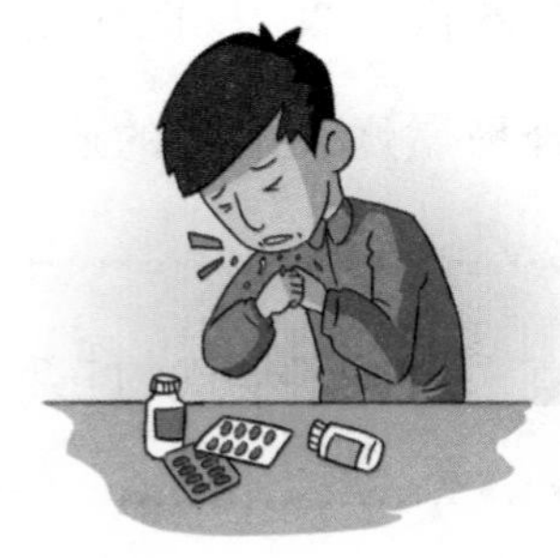

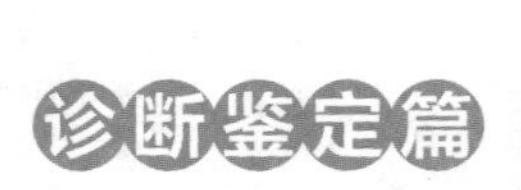
诊断鉴定篇

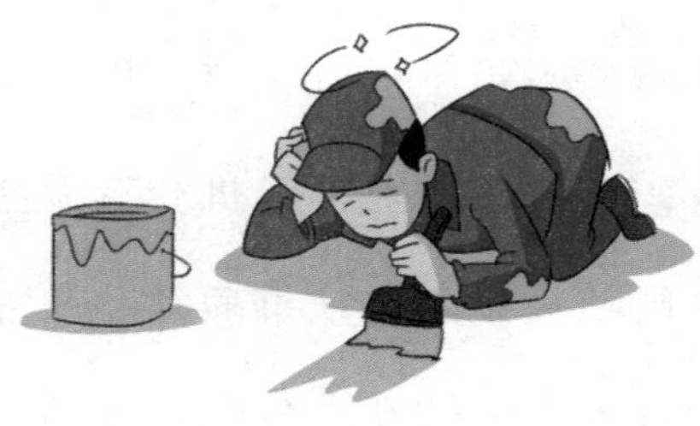

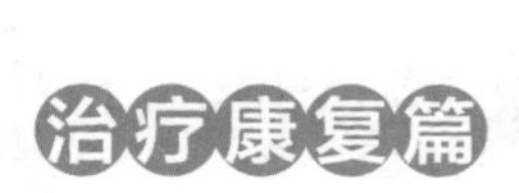
治疗康复篇

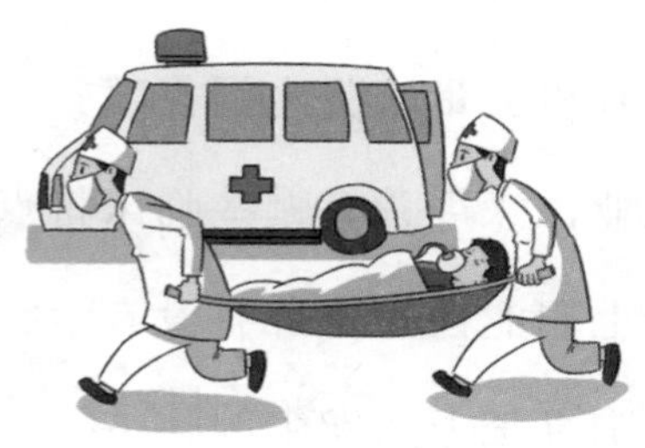

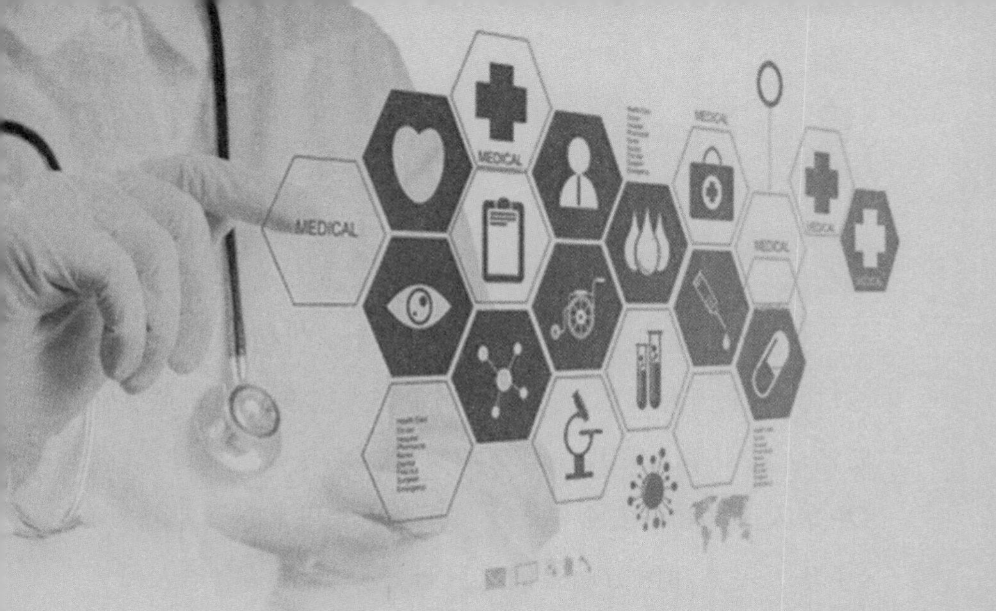

法律法规篇

FALÜ FAGUI PIAN

1 我国职业卫生法律法规有哪些?

我国现行职业卫生相关法律法规主要包括:

(1)全国人大颁布的法律:《中华人民共和国职业病防治法》《中华人民共和国基本医疗卫生与健康促进法》《中华人民共和国安全生产法》《中华人民共和国劳动法》《中华人民共和国劳动合同法》《母婴保护法》《中华人民共和国传染病防治法》。

(2)国务院颁布的行政法规:《中华人民共和国尘肺病防治条例》《使用有毒物品作业场所劳动保护条例》《放射线同位素与射线装置安全和防护条例》《女职工劳动保护特别规定》。

(3)部门规章:《放射诊疗管理规定》《放射工作人员职业健康管理办法》《工作场所职业卫生监督管理规定》《职业病危害项目申报办法》《用人单位职业健康监护监督管理办法》《职业卫生技术服务机构监督管理暂行办法》《职业病诊断与鉴定管理办法》《煤矿作业场所职业病危害防治规定》《建设项目职业病防护设施"三同时"监督管理办法》《职业健康检查管理办法》等。

2 用人单位职业病防治工作由谁负责?

根据《中华人民共和国职业病防治法》第六条规定，用人单位的主要负责人对本单位的职业病防治工作全面负责。

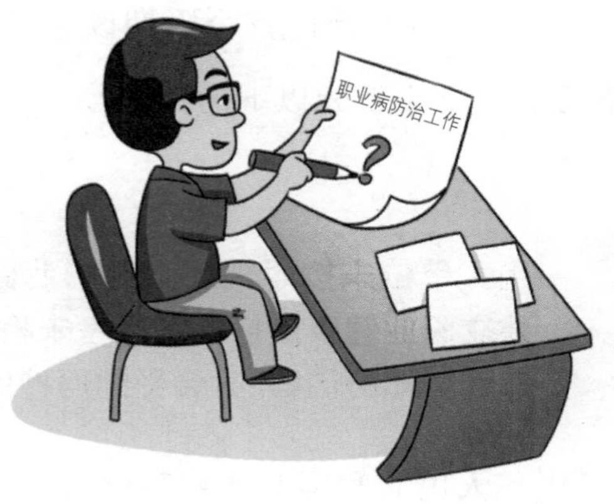

3 用人单位未定期开展职业病危害因素检测、评价的工作,会承担什么样的后果?

根据《中华人民共和国职业病防治法》第七十二条第四款规定,由卫生行政部门给予警告,责令限期改正,逾期不改正的,处五万元以上二十万元以下的罚款;情节严重的,责令停止产生职业病危害的作业,或者提请有关人民政府按照国务院规定的权限责令关闭。

4 用人单位订立或者变更劳动合同时，未告知劳动者职业病危害真实情况的，会受到何种处罚？

根据《中华人民共和国职业病防治法》第七十一条第三款规定，由卫生行政部门责令限期改正，给予警告，可以并处五万元以上十万元以下的罚款。

5 用人单位未按照规定组织职业健康检查、建立职业健康监护档案或者未将检查结果书面告知劳动者的，会受到何种处罚？

根据《中华人民共和国职业病防治法》第七十一条规定，卫生健康行政部门责令限期改正，给予警告，可以并处五万元以上十万元以下的罚款。

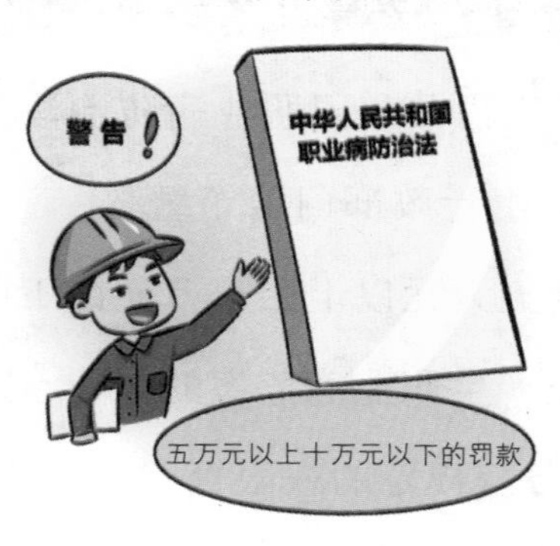

6 用人单位未按照规定组织劳动者进行职业卫生培训，或者未对劳动者个人职业病防护采取指导、督促措施的，会受到何种处罚?

根据《中华人民共和国职业病防治法》第七十条第四款规定，由卫生行政部门给予警告，责令限期改正；逾期不改正的，处十万元以下的罚款。

7 用人单位未提供职业病防护设施和个人使用的职业病防护用品，或者提供的职业病防护设施和个人使用的职业病防护用品不符合国家职业卫生标准和卫生要求，会受到何种处罚?

根据《中华人民共和国职业病防治法》第七十二条第二款规定，由卫生行政部门给予警告，责令限期改正，逾期不改正的，处五万元以上二十万元以下的罚款；情节严重的，责令停止产生职业病危害的作业，或者提请有关人民政府按照国务院规定的权限责令关闭。

8 用人单位未按照规定承担职业病诊断、鉴定费用和职业病患者的医疗、生活保障费用，会受到何种处罚？

根据《中华人民共和国职业病防治法》第七十二条第六款规定，由卫生行政部门给予警告，责令限期改正；逾期不改正的，处五万元以上二十万元以下的罚款；情节严重的，责令停止产生职业病危害的作业，或者提请有关人民政府按照国务院规定的权限责令关闭。

9 用人单位隐瞒本单位职业卫生真实情况的，会受到何种处罚？

根据《中华人民共和国职业病防治法》第七十五条第二款规定，由卫生行政部门责令限期治理，并处五万元以上三十万元以下的罚款；情节严重的，责令停止产生职业病危害的作业，或者提请有关人民政府按照国务院规定的权限责令关闭。

10 用人单位安排未经职业健康检查的劳动者、有职业禁忌的劳动者、未成年工或者孕期、哺乳期女职工从事接触职业病危害的作业或者禁忌作业，会受到何种处罚？

根据《中华人民共和国职业病防治法》第七十五条第七款规定，由卫生行政部门责令限期治理，并处五万元以上三十万元以下的罚款；情节严重的，责令停止产生职业病危害的作业，或者提请有关人民政府按照国务院规定的权限责令关闭。

11 用人单位违章指挥和强令劳动者进行没有职业病防护措施的作业，会受到何种处罚？

根据《中华人民共和国职业病防治法》第七十五条第八款规定，由卫生行政部门责令限期治理，并处五万元以上三十万元以下的罚款；情节严重的，责令停止产生职业病危害的作业，或者提请有关人民政府按照国务院规定的权限责令关闭。

12 劳动者在职业活动中应尽的义务有哪些?

①遵守法律法规各项规章制度的义务；②接受教育培训义务;③报告义务。

13 签订劳动合同时，劳动者和用人单位应注意些什么?

用人单位与劳动者订立劳动合同(含聘用合同)时,应当将工作过程中可能产生的职业病危害及其后果、职业病防护措施和待遇等如实告知劳动者，并在劳动合同中写明,不得隐瞒或者欺骗。

劳动者在已订立劳动合同期间因工作岗位或者工作内容变更，从事与所订立劳动合同中未告知的存在职业病危害的作业时,用人单位应当依照前款规定,向劳动者履行如实告知的义务,并协商变更原劳动合同相关条款。

用人单位违反前两款规定的，劳动者有权拒绝从事存在职业病危害的作业，用人单位不得因此解除与劳动者所订立的劳动合同。

14 职业病危害警示标识分哪几种?

可分为禁止标识、警告标识、指令标识、提示标识。

15 产生职业病危害的用人单位，应当在什么位置设置公告栏,其内容包括哪些?

产生职业病危害的用人单位，应当在醒目位置设置公告栏,公布有关职业病防治的规章制度、操作规程、职业病危害事故应急救援措施和工作场所职业病危害因素检测结果。

16 对产生严重职业病危害的作业岗位，应如何设置警示标识和中文警示说明?

对产生严重职业病危害的作业岗位，应当在其醒目位置设置警示标识和中文警示说明。警示说明应包括:产生职业病危害的种类、后果、预防以及应急救治措施等内容。

17 为何要对工作场所中的职业病有害因素进行定期检测?

对工作场所的职业病危害因素进行经常和定期的检测,目的在于及时了解职业病有害因素的产生、扩散和变化规律；对劳动者健康影响的程度以及对职业病防护设施的效果进行鉴定评价。可为保护劳动者健康,采取相应的防护设施提供科学的依据。

18 发现工作场所职业病危害因素不符合国家职业卫生标准和卫生要求时，用人单位应采取什么措施?

根据《中华人民共和国职业病防治法》第二十六条规

定，用人单位应立即采取相应治理措施，仍然达不到国家职业卫生标准和卫生要求的，必须停止存在职业病危害因素的作业；职业病危害因素经治理后，符合国家职业卫生标准和卫生要求的单位，方可重新作业。

19 发生职业中毒事故或者有证据证明职业中毒危害状态可能导致事故发生时，卫生行政部门有权采取哪些临时控制措施？

根据《使用有毒物品作业场所劳动保护条例》第五十四条，可采取以下临时控制措施：①责令暂停导致职业中毒事故的作业；②封存造成职业中毒事故或者可能导致事故发生的物品；③组织控制职业中毒事故现场。

20 未按照规定对本单位的放射线同位素、射线装置安全和防护状况进行评估或者发现安全隐患不及时整改的，会受到何种处罚？

根据《放射线同位素与射线装置安全和防护条例》第六十条第一款规定，由县级以上人民政府环境保护主管部门责令停止违法行为，限期改正；逾期不改正的，责令停产停业，并处两万元以上二十万元以下的罚款；构成犯罪的，依法追究刑事责任。

21 何谓职业病?

法定职业病是指企业、事业单位和个体经济组织等用人单位的劳动者在职业活动中，因接触粉尘、放射性物质和其他有毒、有害因素而引起的疾病。

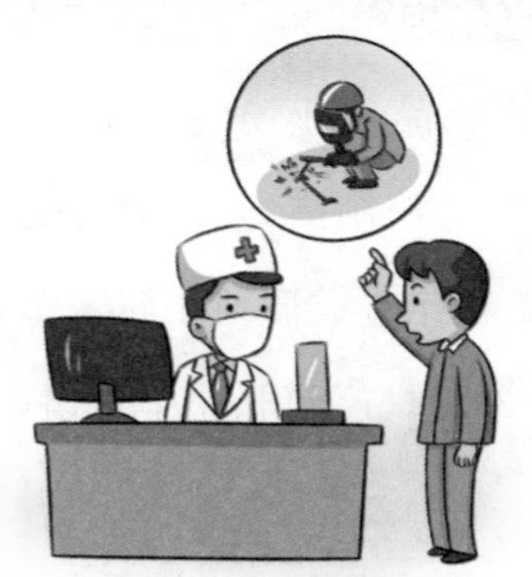

22 目前我国有哪些法定职业病?

目前我国法定职业病分为十大类132种，主要有：

（1）职业性尘肺病及其他呼吸系统疾病19种。

（2）职业性皮肤病9种。

（3）职业性眼病3种。

（4）职业性耳鼻喉口腔疾病4种。

（5）职业性化学中毒60种。

（6）物理因素所致职业病7种。

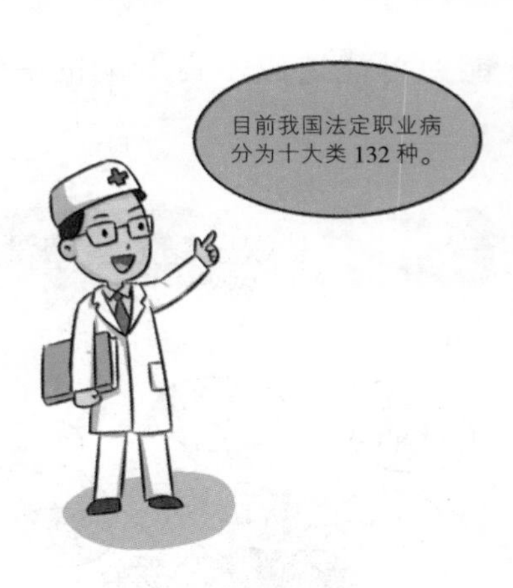

（7）职业性放射性疾病11种。

（8）职业性传染病5种。

（9）职业性肿瘤11种。

（10）其他职业病3种。

23 什么是职业病危害因素?

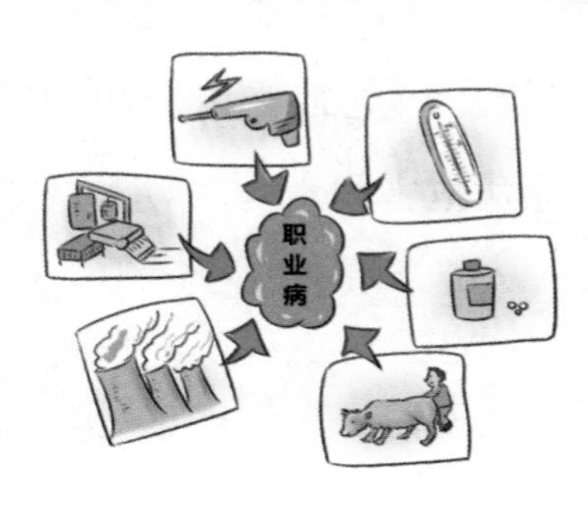

职业病危害因素又被称为职业性有害因素，一般是指在生产工作过程及其环境中产生和/或存在的，对职业人群的健康、安全和作业

能力可能造成不良影响的一切要素和条件的总称。

24 职业病危害因素如何分类?

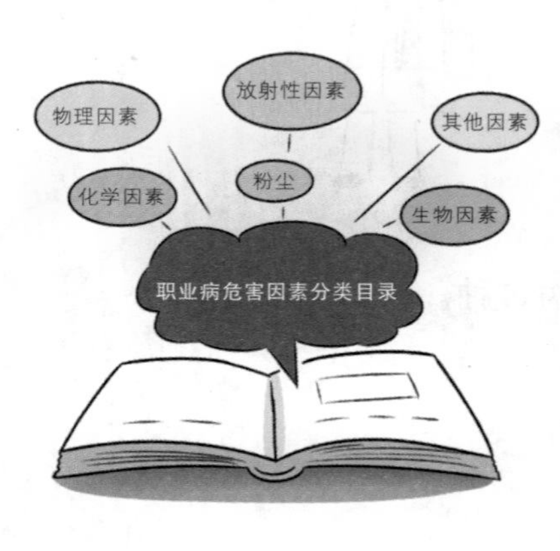

目前职业病危害因素共分六大类,分别为粉尘、化学因素、物理因素、放射性因素、生物因素和其他因素,具体职业病危害因素分类和名称可参见最新版《职业病危害因素分类目录》。

25 如何确定工作场所中的职业病危害因素?

用人单位应参照最新版《职业病危害因素分类目录》,目录中所列危害因素为职业病危害因素。

26 用人单位应当向何行政部门进行职业病危害申报?

工作场所存在职业病危害因素的用人单位，应当向所在地卫生行政部门进行申报。

27 用人单位是否必须参加工伤保险?

根据《中华人民共和国职业病防治法》第七条规定，用人单位必须依法参加工伤保险。

28 职业病患者应享受的工伤保险待遇有哪些?

①医疗康复待遇：含医疗费、交通费、住院伙食补助费等；②留薪期内待遇和康复待遇：工伤职工在停工留薪期内，原工资福利待遇不变，由所在单位按月支付；③伤残待遇：含一次性伤残补助金（保险基金支付）、伤残津贴、生活护理费等；④劳动合同到期或解除劳动关系的工伤致残职工享受一次性医疗补助金和一次性就业补助金，到退休年龄退休的除外。工伤赔偿具体数额因伤残等

级不同、个人具体情况不同(如工资、被抚养人)、各地情况不同(如经济发展不一、平均工资水平等)而不同。

29 除依法享有工伤保险外，职业病患者还享受哪些权利?

根据《中华人民共和国职业病防治法》第五十八条规定,职业病患者尚有获得赔偿的权利的,有权向用人单位提出赔偿要求。

30 劳动者被诊断患有职业病，但用人单位没有依法参加工伤保险的，其医疗和生活保障由谁承担?

职业病患者的医疗和生活保障由该用人单位承担。

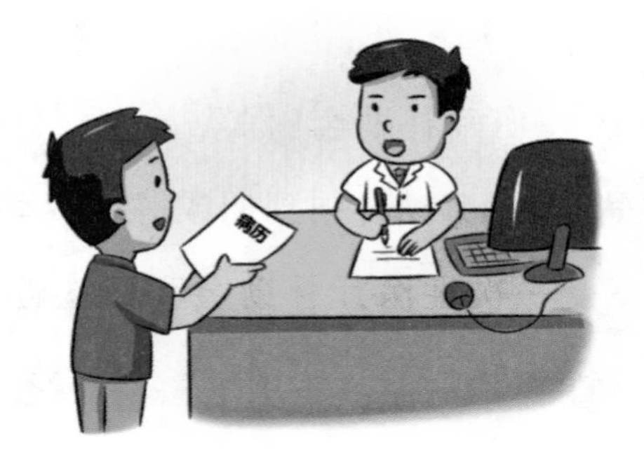

31 职业病患者变动工作单位，待遇改变吗？

职业病患者依法享有的待遇不变。

32 用人单位在发生分立、合并、解散、破产等情形时，应承担哪些义务？

用人单位应当对从事接触职业病危害作业的劳动者进行健康检查，并按照国家有关规定妥善安置职业病患者。

33 用人单位已经不存在或者无法确认劳动关系的职业病患者，可以享受哪些待遇？

职业病患者可以向地方人民政府医疗保障、民政部门申请医疗和生活等方面的救助。地方各级人民政府应当根据本地区的实际情况，采取其他措施，使前款规定的职业病患者获得

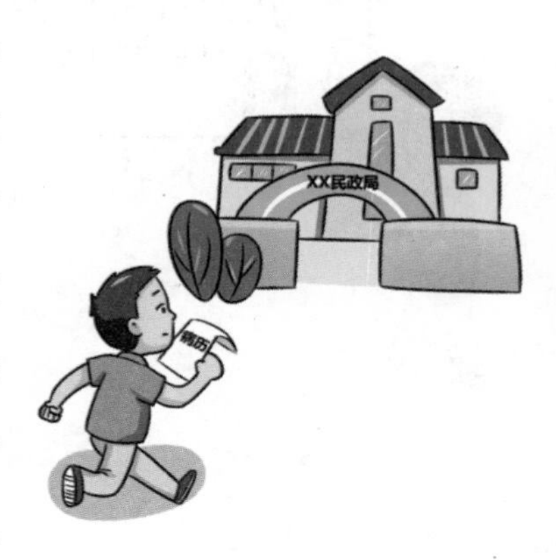

医疗救治。

34 用人单位没有参加工伤保险，职业病患者是否还享受职业病劳保待遇?

劳动者被诊断患有职业病，但用人单位没有依法参加工伤保险的，其医疗和生活保障由该用人单位承担。

35 用人单位应当选择什么样的机构为劳动者进行职业健康检查?

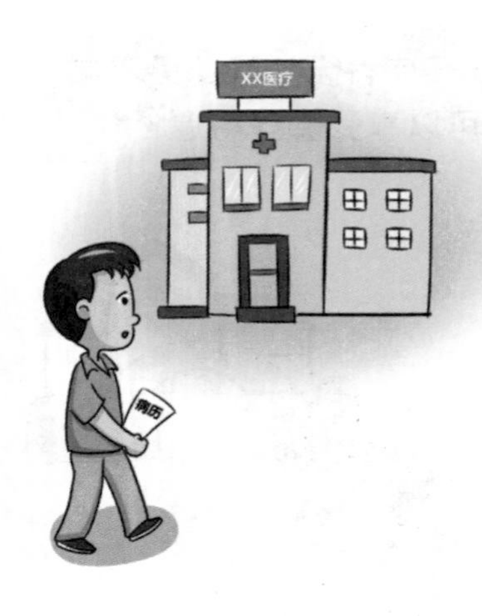

根据《用人单位职业健康监护监督管理办法》第八条，用人单位应当选择由省级以上人民政府卫生行政部门备案的医疗卫生机构承担职业健康检查工作，并确保参加职业健康检查的劳动者身份的真实性。

36 工会组织在职业病防治工作中应发挥什么作用?

工会组织应当督促并协助用人单位开展职业卫生宣传教育和培训，有权对用人单位的职业病防治工作提出意见和建议，依法代表劳动者与用人单位签订劳动安全卫生专项集体合同，与用人单位就劳动者反映的有关职业病防治的问题进行协调并督促解决。

工会组织对用人单位违反职业病防治法律、法规，侵犯劳动者合法权益的行为，有权要求纠正；产生严重职业病危害时，有权要求采取防护措施，或者向政府有关部门建议采取强制性措施；发生职业病危害事故时，有权参与事故调查处理；发现危及劳动者生命健康的情形时，有权向用人单位建议组织劳动者撤离危险现场，用人单位应当立即做出处理。

37 用人单位应该为劳动者创造什么样的工作环境?

用人单位应当为劳动者创造符合国家职业卫生标准

和卫生要求的工作环境和条件，并采取措施保障劳动者获得职业卫生保护。

38 可能产生职业病危害的建设项目应当在什么阶段进行预评价?

新建、扩建、改建和技术改造、技术引进项目可能产生职业病危害，建设单位在可行性论证阶段应当进行职业病危害预评价。

39 产生职业病危害的建设项目在竣工验收前,建设单位应该做什么工作?

产生职业病危害的建设项目在竣工验收前，建设单位应该进行控制效果评价。

40 存在职业病危害因素的用人单位应当采取哪些职业病防治管理措施?

用人单位应当采取下列职业病防治管理措施：

(1)设置或指定职业卫生管理机构或者组织，配备专职或兼职的职业卫生管理人员，负责本单位的职业病防治工作。

（2）制定职业病防治计划和实施方案。

（3）建立、健全职业卫生管理制度和操作规程。

（4）建立、健全职业卫生档案和劳动者健康监护档案。

（5）建立、健全工作场所职业病危害因素监测及评价制度。

（6）建立、健全职业病危害事故应急救援预案。

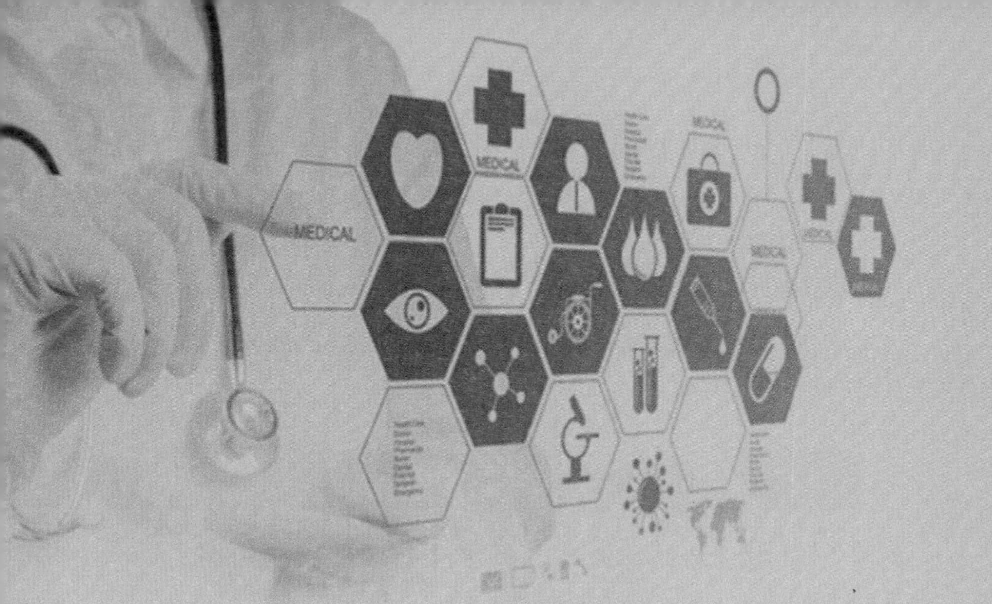

工作环境篇

GONGZUO HUANJING PIAN

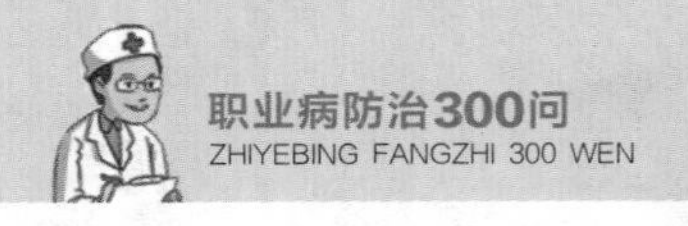

41 什么是粉尘?

粉尘是指能较长时间浮游于空气中的固体微粒。

42 什么是矽尘?

矽尘是结晶型游离二氧化硅中含量超过10%的无机性粉尘。

43 什么是生产性粉尘?

生产性粉尘是指在生产中形成的，并能长时间飘浮在空气中的固体微粒。它是污染作业环境、损害劳动者健康的重要的职业性有害因素，可引起多种职业性肺部疾病。

44 什么是呼吸性粉尘?

呼吸性粉尘是指粒径在5 μm以下的能进入人体肺泡区的颗粒物,是引起尘肺的主要病因。

45 何为可吸入颗粒物(PM10)?

可吸入颗粒物是指悬浮在空气中,能进入人体呼吸系统、空气动力学当量直径≤10 μm的颗粒物,记作PM10。颗粒物的直径越小,进入呼吸道的部位越深。

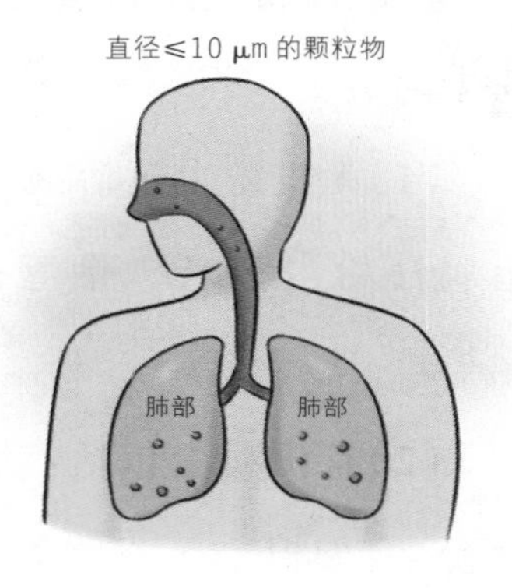

46 生产性粉尘主要来自哪里?

工业生产中用外力和机械对固体物质进行加工是生产性粉尘的主要来源,如矿石、石料的开采、钻孔、粉碎、研磨,粉碎的固体物质的筛分、搅拌、运输等。金属冶炼和加热过程中产生的蒸汽在空气中遇冷后凝集形成固体微粒的烟雾，如电焊、铸造；其次是固体粉末物质的包装、搬运、搅拌，如水泥制造和运输等。飘落的粉尘在空气流动或由机械振动再次漂浮于空气中，可形成二次扬尘。

47 生产性粉尘有哪些种类?

生产性粉尘按粉尘的性质可概括为无机粉尘和有机粉尘两大类。

（1）无机粉尘包括：矿物性粉尘，如石英、石棉、煤等；金属性粉尘，如铁、铟等；人工无机粉尘，如金刚砂、水泥等。

（2）有机粉尘包括：动物性粉尘，如皮毛、丝等；植物性粉尘，如棉、麻、谷物等粉尘；人工有机粉尘，如有机染料、合成树脂、纤维等粉尘。

48 工作场所粉尘浓度为多少才符合国家标准?

国家职业卫生标准（GBZ2.1）规定了49种粉尘（含其他粉尘）的职业接触限值，其中较常见的矽尘总尘（含10%~50%游离SiO_2）为1 mg/m^3，矽尘呼尘（呼吸性粉尘）

（含10%~50%游离SiO_2）为0.7 mg/m^3，煤尘总尘为4 mg/m^3，煤尘呼尘为2.5 mg/m^3。

49 粉尘是如何导致疾病的?

长期大量吸入粉尘，使肺组织发生弥散性、进行性纤维组织增生，使受影响的肺泡逐渐失去换气功能而“死亡”。当有大量肺泡失去换气功能时，最终导致尘肺病，患者感觉胸闷、呼吸困难。长时间发展可产生许多并发症，如肺气肿、感染、肺结核等；严重时，患者最终可因呼吸困难合并并发症而死亡。

有些粉尘具有致癌性，如石棉尘可引起间皮细胞瘤，可使肺癌的发病率明显增高。

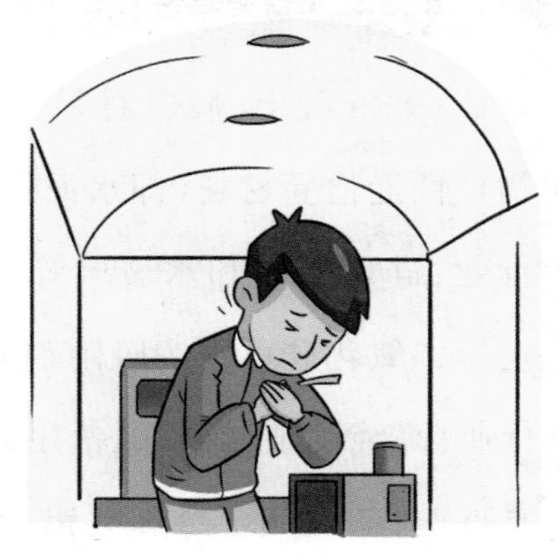

50 产生粉尘的行业和工种主要有哪些?

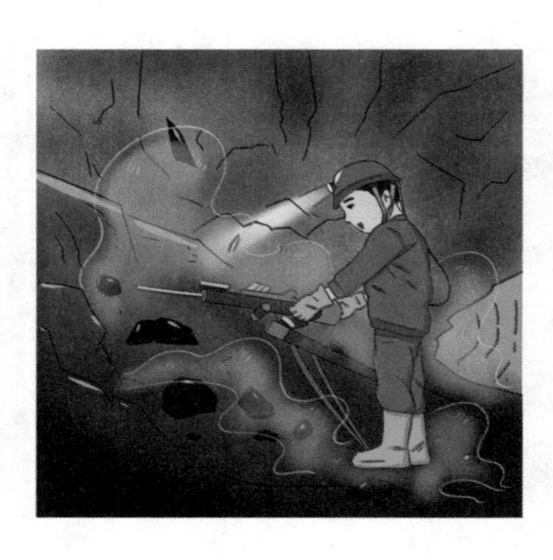

金属矿山及非金属矿山开采，如凿岩、掘进、运输；机械制造，如混砂、成型；金属冶炼，如粉碎、烧结等；建筑材料生产，如玻璃、水泥制造，石料开采、加工、过筛等；筑路业，如铁道、公路隧道开凿等。

51 矽肺主要发生在哪些行业?

（1）建筑行业：如混凝土、胶凝材料、筑路材料、人造大理石、水泥物理性能检验材料（即水泥标准砂）等。

（2）化工行业：硅化合物和水玻璃等的原料，硫酸塔的填充物，无定形二氧化硅可作为吸附剂来使用。

（3）电子行业：高纯度金属硅、通信用光纤等。

（4）硅金属行业：如硅铁合金和硅铝合金等的原料或

添加剂、熔剂。

（5）机械行业：如铸造型砂的主要原料，研磨材料（喷砂、硬研磨纸、砂纸、砂布等）。

52 煤矿工人为什么容易得尘肺病?

在矿井掘进、采煤过程中会产生大量粉尘，煤矿工人在生产过程中长期吸入含有大量二氧化硅的岩尘、煤尘或混合性粉尘，容易引发尘肺病。

53 在矿山开采过程中，产生的主要职业病危害因素有哪些?

在矿山开采中产生的职业病危害因素主要有：生产性粉尘、有毒有害气体、生产性噪声与振动，以及某些深度井工煤矿的气温高、湿度大等不良的气象条件，还有劳动强度大、作业姿势不正确等。

54 非煤矿山中粉尘的危害主要有哪几类?

矽尘、石墨粉尘、石棉粉尘、滑石粉尘、水泥粉尘。

55 井下掘进作业时,应采用哪些措施进行防尘?

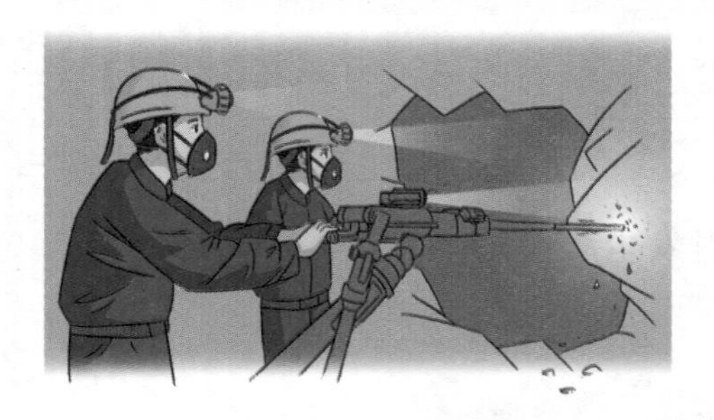

必须采用湿式钻眼，冲洗井壁巷帮，使用水泥炮，爆破过程中采用高压喷雾(喷雾压不低于8 MPa)或压力喷雾降尘、装岩(煤)洒水和净化风流等综合防尘措施。

56 企业常用除尘设备有哪些种类?

可以分成干式和湿式两大类。对含尘气体中尘粒不做润湿处理的除尘设备称为干式除尘器，如布袋式除尘器、静电除尘器、旋风除尘器袋等。用水或其他液体使含尘气体中的尘粒润湿而捕集的除尘设备，称为湿式除尘器，如水浴除尘器、水膜旋风除尘器、自激式水力除尘器等。

57 从事粉尘作业如何做好个人防护和个人卫生?

（1）正确使用和维护个人防护用品，选择合适的防尘口罩，做到专人专用、及时更换。

（2）注意个人卫生，下班后要洗澡，换干净衣服回家，工作服勤换洗，不得穿回家（特别是石棉作业人员）等。

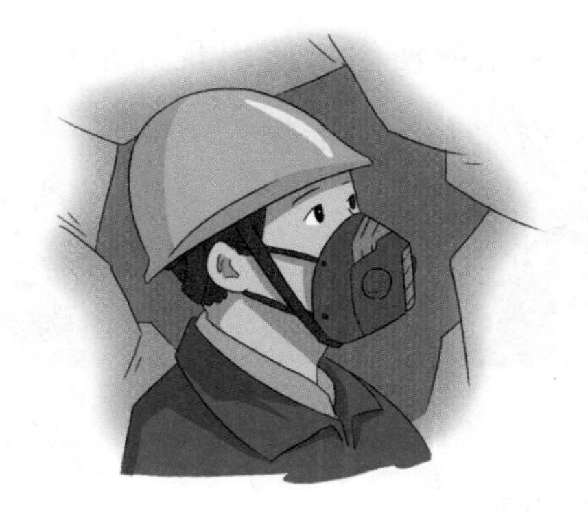

（3）科学加强营养、加强锻炼、促进代谢。

（4）养成良好生活习惯，不吸烟、不酗酒。

58 我国防尘、降尘的八字方针是什么?

“革、水、密、风、护、管、教、查”。

“革”是技术革新、技术革命；“水”是湿式作业；“密”

是密闭尘源；“风”是抽风除尘；“护”是个人防护；“管”是维护管理，建立防尘管理制度；“教”是宣传教育；“查”是定期检测粉尘浓度和职业健康检查，及时检查评比、总结。

59 什么是化学毒物？

在一定条件下，较小剂量就能够对生物体产生损害作用或使生物体出现异常反应甚至危及生命的外源化学物称为化学毒物。

60 常见的化学毒物有哪些？

（1）金属或类金属，常见的有铅、汞、锰、砷、磷及其化合物等。

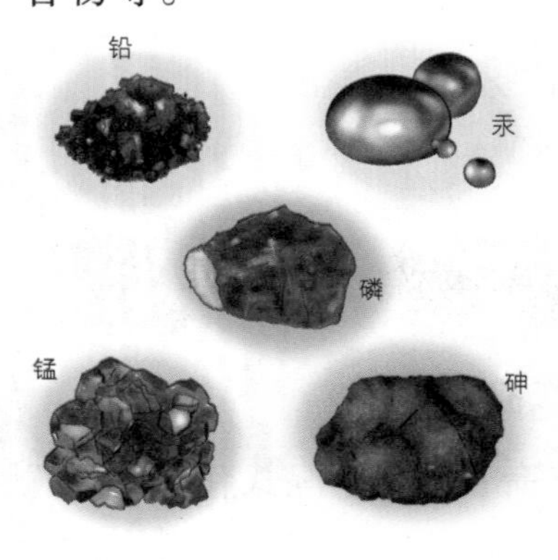

（2）刺激性气体，是指对眼和呼吸道黏膜有刺激作用的气体，常见的有氯、氨、氮氧化物、光气、氟化氢、二氧化硫等。

（3）窒息性气体，是指

能造成机体缺氧的有毒气体，如氮气、甲烷、一氧化碳、氰化氢、硫化氢等。

（4）农药，包括杀虫剂、杀菌剂、杀螨剂、除草剂等。

（5）有机化合物，大多数有机化合物属有毒有害物质，如应用广泛的有机化合物二甲苯、二硫化碳、甲醇、丙酮、苯胺、硝基苯等。

（6）高分子化合物，高分子化合物在生产使用过程中，可释放出游离单体对人体产生危害，如聚氯乙烯遇热释放出氯乙烯等。

61 毒物有哪几种存在形式？

（1）气体：常温、常压下呈气态的物质，如一氧化碳、二氧化硫；可蒸发或挥发：苯、甲苯；可升华：碘。

（2）粉尘：固体物质经碾磨或机械粉碎产生的颗粒，如二氧化硅、煤。

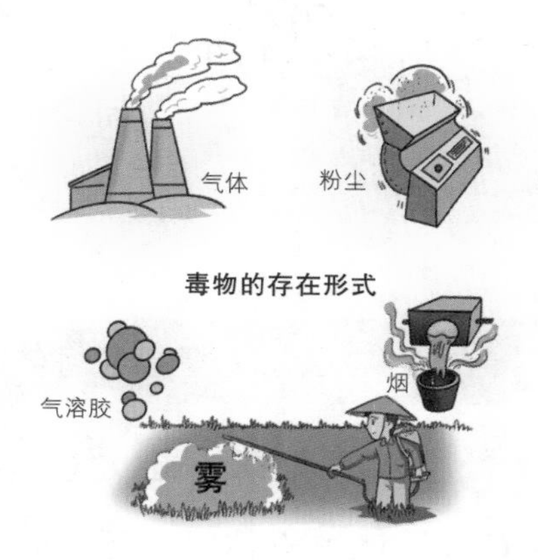

毒物的存在形式

（3）雾：悬浮于空气中的液体微粒，如农药喷洒、酸雾。

（4）烟：悬浮于空气中直径小于0.1 μm固体颗粒，如熔炼铅、铜时产生的颗粒。

（5）气溶胶：悬浮在空气中的粉尘、烟和雾统称为气溶胶。

62 毒物是如何进入人体的?

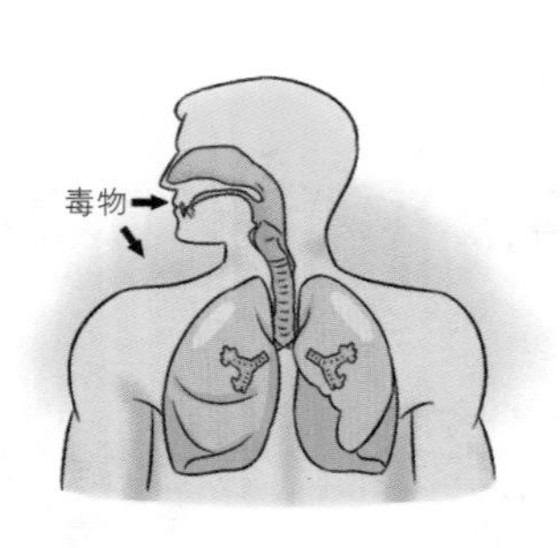

毒物进入人体主要是通过呼吸道、皮肤和消化道，其中呼吸道和皮肤是引起职业中毒的主要途径，消化道吸收毒物主要是不良卫生习惯、意外事故造成的。

63 常见窒息性气体有哪些?

窒息性气体是指以气态吸入而引起组织窒息的一类有害气体被机体吸入后，可使氧的供给、摄取、运输和利用发生障碍，使全身组织细胞得不到或不能利用氧，而导致组织细胞缺氧窒息的有害气体的总称，常见的有硫化氢、一氧化碳、氰化氢、甲烷等。

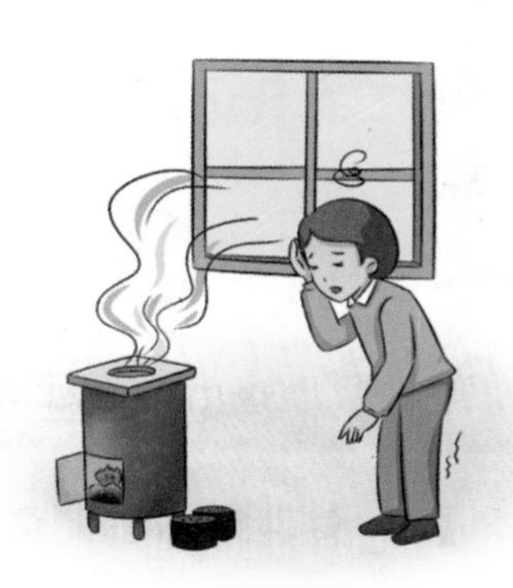

64 窒息性气体有什么危害？

单纯性窒息性气体本身无毒或毒性甚微，主要是由于吸入这类气体过多时，对氧的排斥，使肺内的氧减少，造成机体缺氧，如氯气、甲烷、二氧化碳和惰性气体；另一类是化学性窒息性气体，其主要危害是对血液或组织产生特殊的化学作用，使氧的运送和组织利用氧的功能发生障碍，并可与细胞色素氧化酶中的铁结合，抑制细胞呼吸酶的氧化作用，阻断组织呼吸，引起窒息，如一氧化碳、氰化物、硫化物等。

65 常见刺激性气体有哪些？

刺激性气体是指对眼、呼吸道黏膜和皮肤具有刺激作用的一类有害气体，常见的有氯气、氨气、氮氧化物、光气等。

66 常见刺激性气体的危害是什么？

（1）急性刺激：刺激性气体可引起眼和上呼吸道炎症；化学性气管、支气管炎及肺炎；吸入高浓度的刺激性气体可引起喉痉挛或水肿。喉痉挛严重者可窒息死亡。

（2）化学性肺水肿：吸入高浓度刺激性气体后所引起的以肺间质及肺泡腔液体过多聚集为特征的疾病，最终可导致急性呼吸功能衰竭，是刺激性气体所致最严重的危害症状，也是职业病常见的急症之一。

（3）成人型呼吸窘迫综合征：严重创伤、中毒、休克、烧伤、感染等疾病过程中继发的，以进行性呼吸窘迫、低氧血症为特征的急性呼吸衰竭。本病死亡率可高达50%。刺激性气体中毒是引起急性呼吸窘迫综合征（ARDS）的重要病因之一。

（4）慢性影响：长期接触低浓度刺激性气体，可引起：慢性结膜炎、鼻炎、咽炎、支气管炎及牙齿酸蚀症；类神经症和消化道症状；急性氯气中毒后可遗留慢性喘息性支气管炎；致敏作用，如甲苯二异氰酸等。

67 常见金属毒物有哪些？

能够引起急慢性中毒的金属单质及其化合物，常见有砷、汞、镉、硒、铅、铊、铬等。

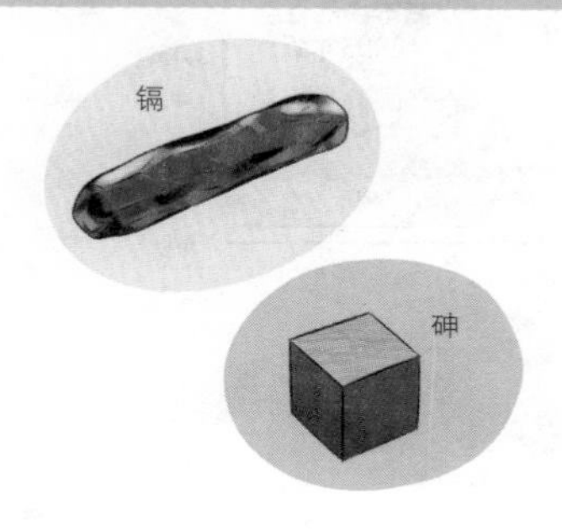

68 高分子化合物有毒吗？

高分子化合物本身无毒或毒性很小，但在加工和使用过程中，其可释放出游离单体对人体产生危害，如酚醛树脂遇热释放出苯酚和甲醛具有刺激作用。某些高分子化合物由于受热、氧化而产生毒性更为强烈的物质，如聚四氟乙烯塑料受高热分解出四氟乙烯、六氟丙烯等，吸入后引起化学性肺炎或肺水肿。

69 什么是高毒物质?

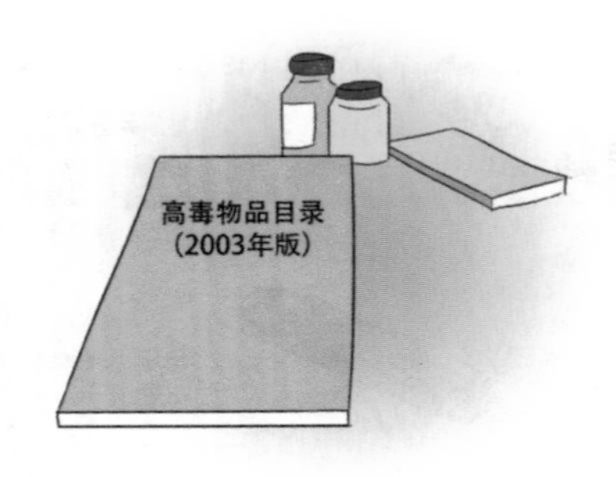

高毒物质是指纳入国家高毒物品目录，需要进行特殊管理的物品，根据原卫生部印发的《高毒物品目录(2003年版)》(卫法监发〔2013142号〕)，现有氨、苯等54种高毒物质。

70 哪些化学毒物需设置有毒物品作业岗位职业病危害告知卡?

依据《高毒物品目录》，在使用高毒物品作业岗位醒目位置设置《告知卡》。《告知卡》是针对某一职业病危害因素，告知劳动者危害后果及其防护措施的提示卡，由各类图形标识和文字组合成，格式参见下图。

________职业病危害告知卡

工作场所存在甲醛,对身体有损害,请注意防护

甲醛

健康危害

危害因素分类:化学因素类(高毒)
侵入途径:可经消化道、呼吸道和皮肤吸收。
健康危害:具有刺激和麻醉作用。接触其蒸气,引起结膜炎、角膜炎、鼻炎、支气管炎;重者发生喉痉挛、声门水肿和肺炎等。肺水肿较少见。可致眼和皮肤灼伤。口服灼伤口腔和消化道。国际癌症研究机构将甲醛列为确认人类致癌症。
危害后果:职业性急性甲醛中毒;职业性哮喘;甲醛致职业性皮肤病;职业性刺激性化学物致慢性阻塞性肺疾病。

理化特性

常温下为无色气体,有特殊的刺激气味。通常以水溶液形式出现。工业品含甲醛37%~55%,通常是40%,俗称福尔马林。商品一般加有甲醇作阻聚剂。易溶于水。
闪点:50℃
爆炸阴值:7.0%~73.0%

当心中毒　注意防火

易燃液体
3.2

应急处理

皮肤接触:立即脱去污染的衣着,用大量流动清水冲洗20~30min。
眼睛接触:立即提起眼睑,用大量流动清水或生理盐水彻底冲洗10~15min。
吸入:迅速脱离现场至空气新鲜处。保持呼吸道通畅。如呼吸困难,给予输氧,呼吸、心跳停止,立即进行心肺复苏术。
食入:口服牛奶、15%醋酸铵或3%碳酸铵水溶液。催吐、用稀氨水溶液洗胃。
解毒剂:醋酸铵,碳酸铵。

防护措施

密闭作业,局部抽风排毒,佩戴防毒面具。大量使用 时应着防护服,有溅出危险时应佩戴防护眼镜,尽量减少皮肤接触。工作场所禁止饮食、吸烟、明火。

穿防护服　戴防护手套　戴防毒面具　注意通风　戴防护镜　禁止吸烟　禁止明火

标准限值:MAC 0.5mg/m³

71　存储和使用化学品的区域附近应设置哪些救援设施?

应设置监测报警装置、现场急救用品、洗眼器、喷淋装置、强制通风设备、应急撤离通道、泄险区、风向标。

72　工作场所应当设置哪些急性中毒防护设施?

对可能发生急性职业中毒的有毒、有害工作场所,用人单位应当设置:①报警装置;②配置现场急救用品、冲洗设备;③应急撤离通道和必要的泄险区;④警示标识;

⑤风向标。

73 有毒气体检测报警仪有哪几种？

有毒气体检测报警仪分为固定式气体报警仪和便携式检测报警仪。

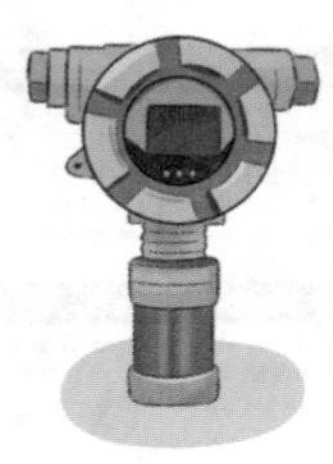

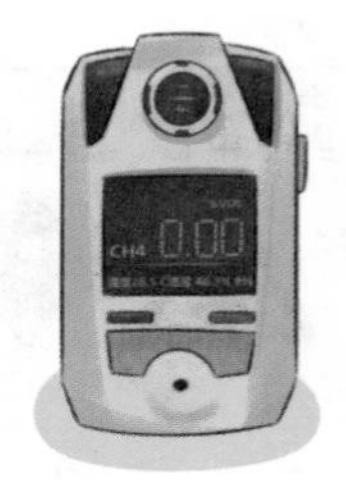

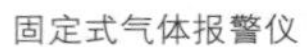

固定式气体报警仪　　便携式检测报警仪

74 现场固定式化学毒物检测仪报警值如何设置？

毒物报警值应根据有毒气体毒性和现场实际情况至少设置警报值和高报值，也可设预报值。预报值为最高容许浓度（MAC）或短时间接触容许浓度（PC-STEL）的1/2，无PC-STEL的化学物质，预报值可设在相应超限倍数值的1/2；警报值为MAC或PC-STEL值，无PC-STEL的化学物质，警报值可设在相应的超限倍数值；高报值应综合考虑有毒气体毒性、作业人员情况、事故后果、工艺设备等各种因素后设定。

75 室内报警点应设置在与有毒气体释放点距离多少米以内?

室内报警点应设置在距离有毒气体释放点1 m以内。

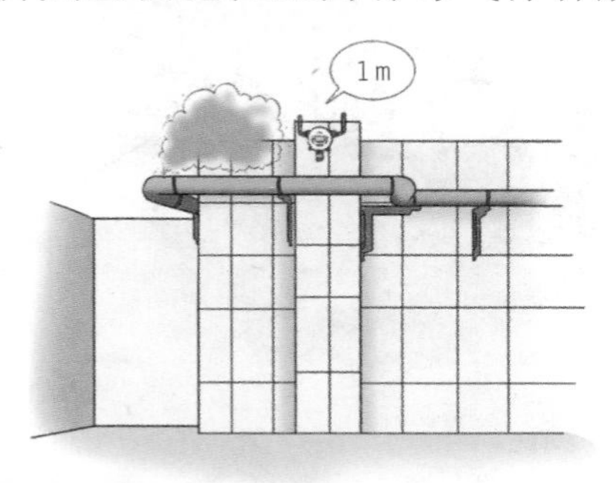

76 室外报警点应设置在与有毒气体释放点距离多少米以内?

室外报警点应设置在距离有毒气体释放点2 m以内。

77 应急喷淋装置服务半径应在多少米之内?

应急喷淋装置服务半径应在15 m以内。

78 炼钢系统中，一氧化碳主要产生于哪些区域？

主要产生于转炉炉顶作业区域、炉前炉后岗位及煤气输送管道、阀门、下氧枪等部位。

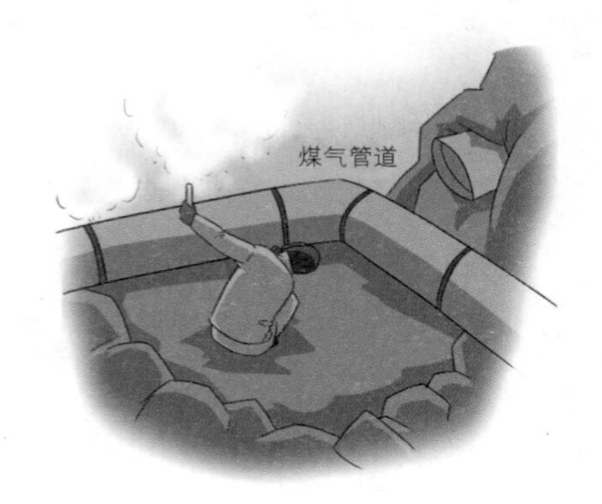

79 什么叫密闭空间？

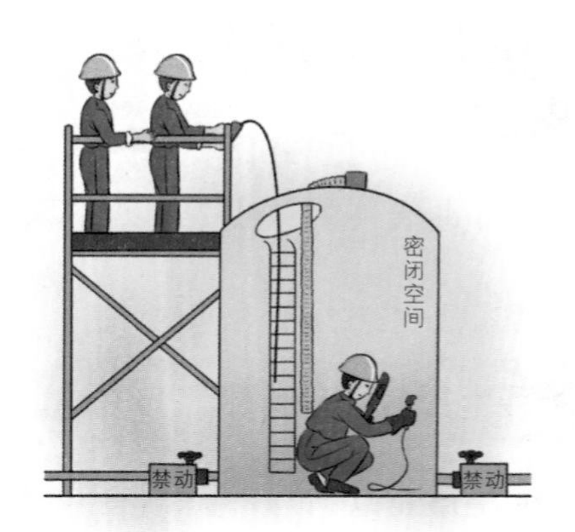

密闭空间是与外界相对隔离，进出口受限，自然通风不良，足够容纳一人进入并从事非常规、非连续作业的有限空间。如炉、塔、釜、罐、槽车以及管道、烟道、隧道、下水道、沟、

坑、井、池、涵洞、船舱(船舶燃油舱、燃油柜、锅炉内部、主机扫气道、罐体、容器等封闭空间和大舱)、地下仓库、储藏室、地窖、谷仓等。

80 密闭空间作业可能产生的职业病危害因素有哪些?

职业病危害因素主要有一氧化碳、硫化氢、有毒气体、可燃性气体。

81 如何预防密闭空间职业危害?

预防密闭空间职业危害必须具备的三要素为:①持续监测浓度(包括防爆、缺氧和有毒气体);②持续通风换气;③做好日常应急救援培训、演练工作。

82 进入密闭空间能否佩戴过滤式防毒面具?

过滤式防毒面具套装只能在空气含氧量≥19.5%(体积比),温度为-30~45℃的环境中使用。而密闭空间因长

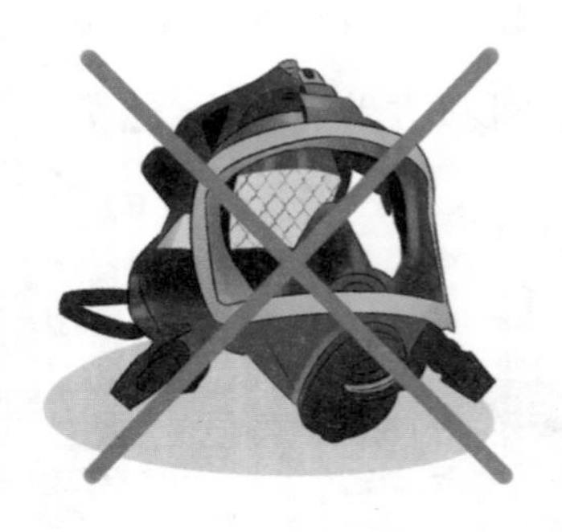

期封闭，自然通风不良，大量的有毒有害物质沉积，使得空间中的氧气不能够达到过滤式防毒面具使用的条件，所以过滤式防毒面具不能在密闭空间使用。

83 发生化学中毒事件如何报告?

根据《安徽省突发公共卫生事件应急预案》，任何单位和个人都有权向各级人民政府及其有关部门报告突发公共卫生事件及其隐患。

突发公共卫生事件监测报告机构、医疗卫生机构和有关单位发现突发公共卫生事件，应当在2小时内向所在地县级人民政府卫生行政部门报告。

84 煤矿井下实施爆破，应采取哪些措施防止氮氧化物中毒?

（1）局部通风机风筒出风口距工作面的距离不得大

于5 m，应加强通风，增加工作面的风量，及时排除炮烟。

（2）人员进入工作面进行作业前，必须把工作面的炮烟吹散稀释，并在工作面洒水。爆破时，人员必须撤到新鲜风流中，并在回风侧挂警戒牌。

85 KN95和N95口罩的区别是什么？

KN95级别是中国标准GB2626—2006中规定的级别之一，N95级别是美国标准42 CFR84中规定的级别之一。这两个级别的技术要求、测试方法等基本一致，只是分属于不同国家的标准。“N”“KN”意思是非油性的颗粒。“95”是指在美国国家职业安全卫生研究所（NIOSH）标准规定的检测条件下，过滤效率达到95%。

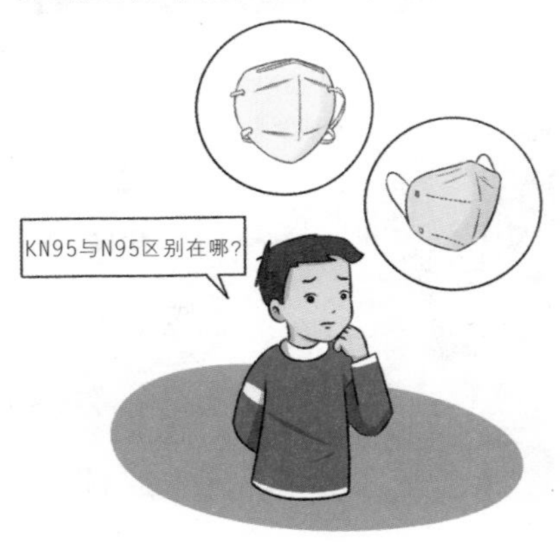

86 KN90和KN95口罩的区别是什么?

KN90和KN95的主要区别是等级不同，口罩KN90防护等级比KN95低；过滤效率不同，前者可以过滤90%以上的颗粒物，后者过滤95%以上；透气性不同，口罩的过滤效率越高，透气性也越差。KN90比KN95的透气性好。

87 A级防护服和B级防护服有何区别?

A级防护服是气密性防护服，其能防护气体分子穿透；B级防护服是防液体喷溅的，不能防护气体分子。

88 呼吸防护有哪些注意事项?

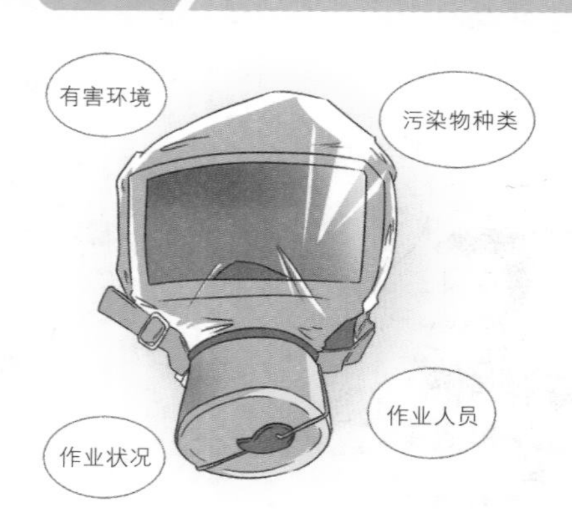

呼吸防护用品选择主要是根据有害环境（IDLH环境、非IDLH环境、缺氧环境等），污染物种类（颗粒物、有害气体或蒸气等），作业状况

(作业强度、语言交流要求等),作业人员(头面部特征、舒适性、视力矫正等),选择适合的呼吸防护用品。

89 接触哪些毒物需要穿防护服?

接触经皮肤侵入人体的化学毒物需穿防护服,根据毒物种类和浓度选择A、B、C级防护服。

90 躯体防护有哪些注意事项?

根据作业现场存在的化学毒物种类和预计浓度选择合适的防护服,购置通过专业技术部门检验合格、符合现行标准、质量可靠的防护服,使用前需进行气密性等相关性能检查,要注意防护服使用条件,不能超限度使用。

91 进入未知浓度和未知物质的现场应如何防护?

需要进入的作业区,存在可能威胁生命的危险,但危害物种类、毒性、浓度不可知,就属于危害未知的环境,进

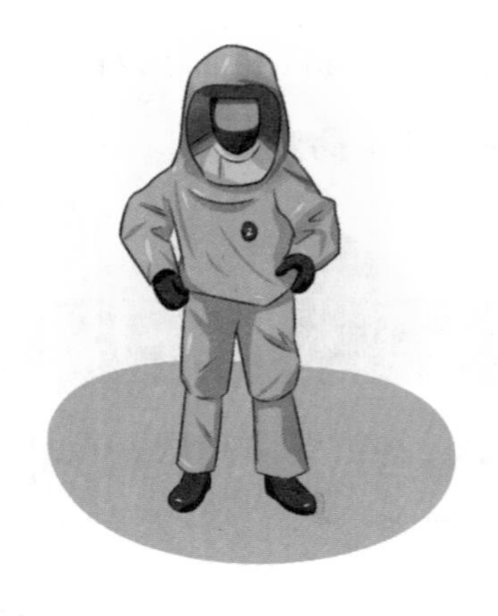

入此类环境的人员个人防护要执行A级防护水平，主要包括提供呼吸气体(SCBA或气体管道)、全封闭气密化学防护服(A级防护服)、内部和外部抗化学物手套、抗化学物长靴、坚固的帽子。

92 防尘口罩能防毒吗?

防尘口罩属于自吸过滤式呼吸防护用品，其主要是过滤固体颗粒,N系列用来防护非油性颗粒物,R系列用来防护非油性和含油性颗粒物,P系列用来防护非油性和含油性颗粒物。而化学毒物在空气中主要是以气态和气溶胶形式存在，过滤不同的化学毒物需要不同的滤毒盒,不同类别滤毒盒有不同标色和标记。在我国标准中,棕色是防有机蒸气(如苯、二甲苯等),蓝色是防硫化氢的,灰色是防无机气体,粉色是防颗粒物的。如果一个滤毒盒同时防两种甚至更多种气体或蒸气，标色要包括两种或更多颜色。如果滤毒盒同时防颗粒物，还要加一条粉色的色带。在既有粉尘又有化学毒物的场所就需要选择能同时防颗粒物和防气体的滤毒盒。

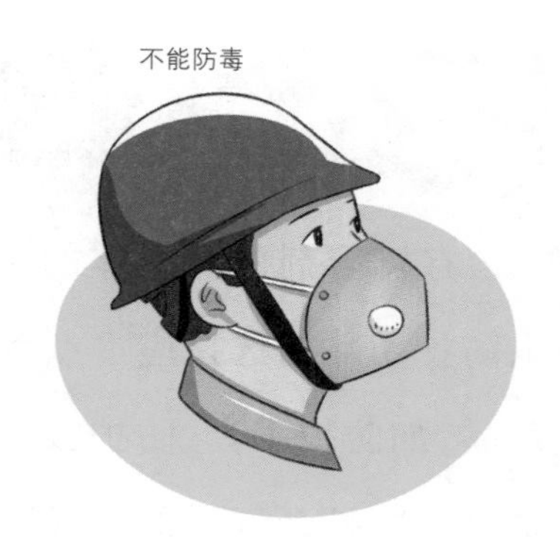

93 劳动者接触有毒物质，如何选择呼吸防护用品？

呼吸防护用品的选择主要有以下几点：

(1)根据有害环境选择：识别有害环境性质、判定危害程度，并根据空气污染物种类选择呼吸防护用品。

(2)根据作业状况选择。

(3)根据作业人员选择：根据头面部特征、舒适性、视力矫正等进行选择。

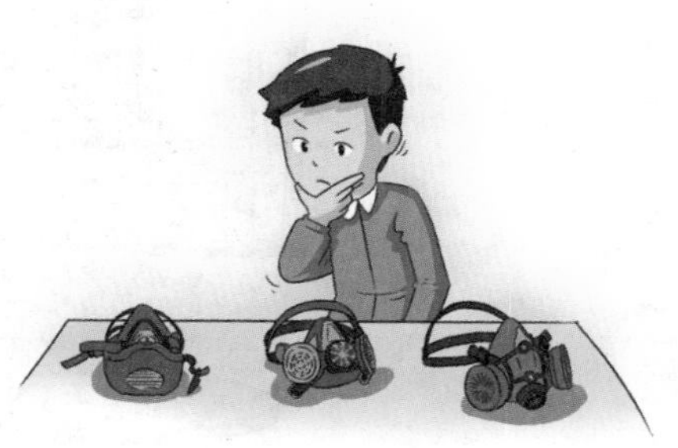

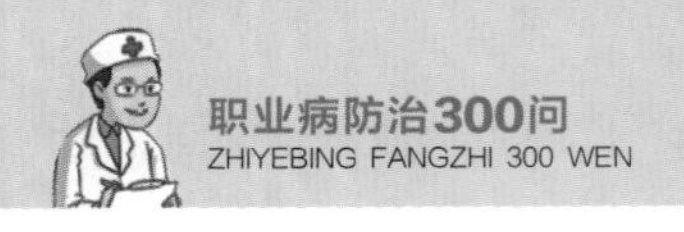

94 从事有机溶剂作业劳动者需要配备哪些个人使用的职业病防护用品?

有机溶剂侵入人体的主要途径为呼吸道和皮肤，个人防护用品的选择应重点考虑呼吸防护用品和皮肤防护用品，如防护手套、防护服和防护围裙、眼部防护用具、防护鞋及防护膏（膜）的选择。

95 什么是噪声?

各种频率和强度的声音无规律地杂乱无章地组织在一起，就成为噪声。广义而言，凡是使人感到厌烦、不需要的或者有害身心健康的声音都称为噪声。

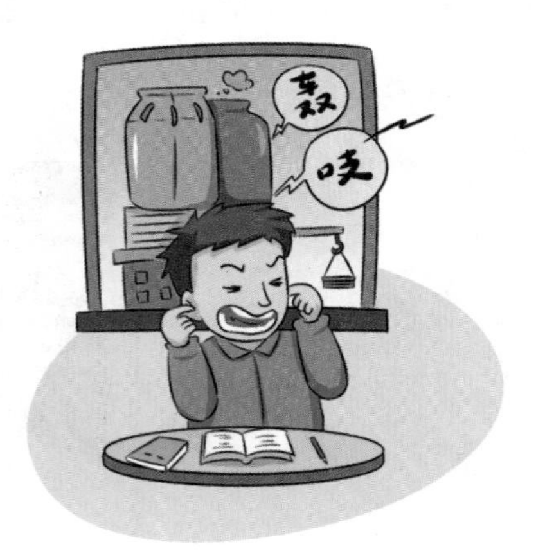

96 什么是噪声作业?

存在有损听力、有害健康或有其他危害的声音,且8h/d或40h/w噪声暴露等效声级≥80dB(A)的作业,称为噪声作业。

97 噪声的危害有哪些?

长期从事噪声作业,主要影响听觉系统。噪声引起听觉器官的损伤变化，一般由暂时性听阈位移逐渐发展为永久性听阈位移。此外,噪声可影响心血管系统,导致心跳加快、心律不齐、血管痉挛等，增加冠心病、动脉硬化和高血压的发生概率;还可影响神经系统、内分泌及免疫系统、消化系统、生殖系统功能及胚胎发育,以及影响工作效率和生活。

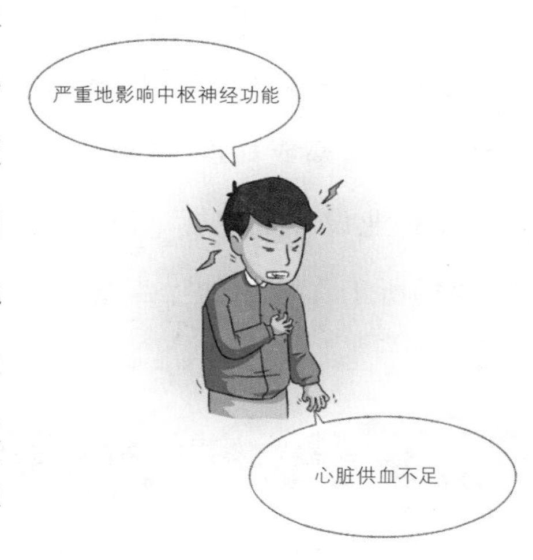

98 生产性噪声如何分类?

(1)按噪声的发声机制可分为：机械性噪声、流体动力性噪声和电磁性噪声。

(2)按噪声的时间分布可分为：连续噪声和间断噪声。

99 噪声危害如何防护?

(1)控制和消除噪声源：是防止噪声危害的根本措施。

(2)控制噪声的传播和反射：吸声、消声、隔声、减振。

(3)保护易感人群：做好个体防护，作业期间佩戴符合要求的耳塞或耳罩，贯彻执行工业企业噪声卫生标准：《工业企业设计卫生标准》中规定了工业企业生产车间和作业场所工作地点的噪声接触限值为85 dB(A)。

100 接触噪声的劳动者为什么需要戴耳塞?

接触噪声的劳动者，当暴露于$80\ dB \leq L_{EX,8h} < 85\ dB$

的工作场所时，用人单位应当根据劳动者需求为其配备适用的护听器；当暴露于$L_{EX,8h}$≥85 dB的工作场所时，用人单位必须为劳动者配备适用的护听器,并指导劳动者正确佩戴和使用。

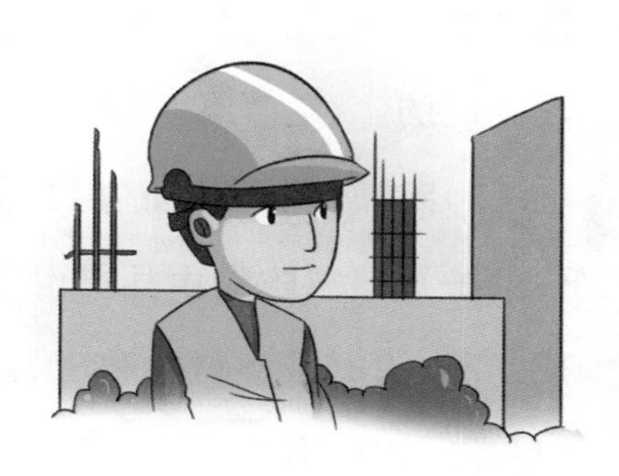

101 劳动者接触噪声需要戴什么规格的护听器?

人体接触噪声时,戴护听器后,有效A计权声压级在75~80 dB(A)为好;70~75 dB(A)或80~85 dB(A)为可接受。过高或过低对人体健康均存在一定的损害,因此护听器的选择宜使劳动者接触噪声有效的A计权声压级在75~80 dB(A)。

102 噪声个人防护,耳罩和耳塞如何选择?

(1)构造不同

1)防噪声耳塞:防噪声耳塞(隔音耳塞、抗噪耳塞、睡眠耳塞)一般是由硅胶或是低压泡沫材质、高弹性聚酯材料制成的。

2)防噪声耳罩：防噪声耳罩是一种可将整个耳郭罩住的护耳器。防噪声耳罩由弓架连接的两个圆壳状体组成,壳内附有吸声材料和密封垫圈,整体形如耳机。

(2)作用不同

1)防噪声耳塞：放入耳道后与外耳道紧密接触,以隔绝声音进入中耳和内耳(耳鼓),达到隔音的目的。通常耳塞隔音效果在25~40 dB。

2)防噪声耳罩：适用于噪声较高的环境,耳罩的声衰减量可达10~30 dB。

因此耳罩防护效果不一定比耳塞好。

(3)使用方法不同

1)防噪声耳塞：放入耳道后与外耳道紧密接触,以隔绝声音进入中耳和内耳(耳鼓),达到隔音的目的。

2)防噪声耳罩：可以单独使用,可以与耳塞结合使用,也可以由插槽与安全帽配合使用。

103 什么是振动?

振动是一个质点或物体在外力作用下沿直线或弧线围绕平衡位置来回重复运动。

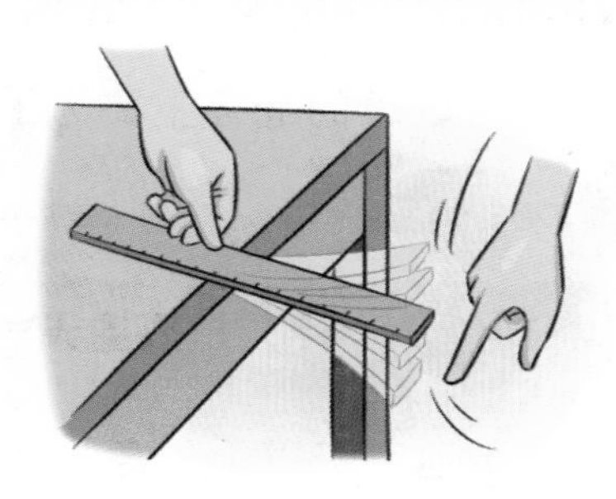

104 振动分为哪几种?

振动分为全身振动和局部振动。

(1)局部振动：又称手传振动或手臂振动，指生产中使用振动工具或接触受振动工件时，直接作用或传递到人手臂的机械振动或冲击。

(2)全身振动：指工作地点或座椅的振动，人体足部或臀部接触振动并通过下肢或躯干传导到全身。

105 振动有哪些危害?

超过一定强度的振动可引起不适感，甚至不能忍受。高强度剧烈的振动可引起内脏移位或某些机械性损伤，长期慢性作用可能出现前庭器官刺激症状及自主神经功能紊乱，胃肠分泌功能减弱，内分泌系统调节紊乱。局部振动对健康的危害主要为手臂振动病。

106 什么是高温天气?

指地市级以上气象主管部门所属气象台站向公众发布的日最高气温在35℃以上的天气。

107 高温有哪些危害?

高温直接引起的疾病包括中暑和精神性神经障碍。

中暑是指高温环境下由于热平衡和水盐代谢紊乱引起的一种中枢神经系统和心血管系统障碍为主要表现的

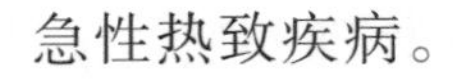

急性热致疾病。

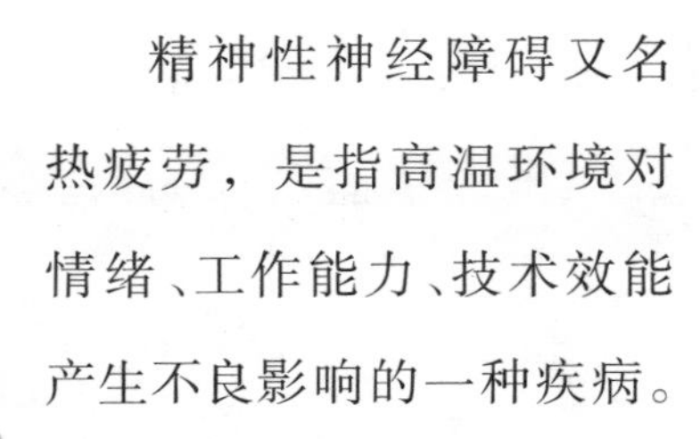

精神性神经障碍又名热疲劳，是指高温环境对情绪、工作能力、技术效能产生不良影响的一种疾病。

108 什么是高温作业?

是指有高气温，或有强烈的热辐射，或伴有高气温相结合的异常气象条件、湿球黑球温度指数（WBGT指数）超过规定限值的作业。

109 高温作业场所可分为哪几种?

（1）高温、强热辐射作业场所：冶金钢铁行业和冶金工业的炼焦、炼铁、炼钢等车间，机械制造工业的铸造车间，陶瓷、玻璃、建材工业的炉窑车间，发电厂（热电站）、煤气厂的锅炉间等。

（2）高温、高湿作业场所：纺织、印染等工厂，深井煤矿。

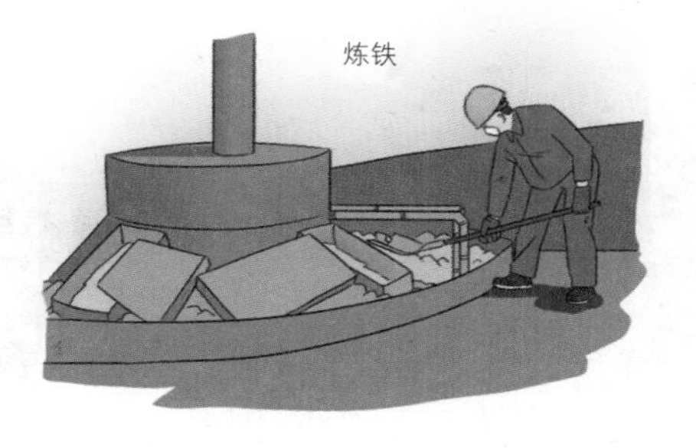

（3）夏天露天作业场所：夏季从事野外、建筑工地、搬运等露天作业。

110 在煤矿井下高温危害防治工作中，应采用哪些措施进行降温？

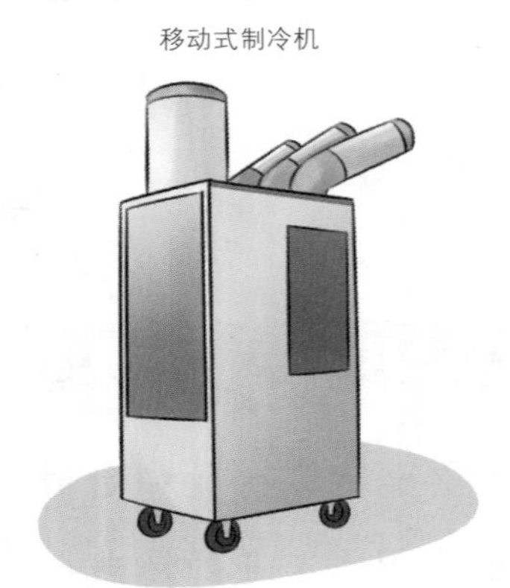
移动式制冷机

（1）实行通风降温，采取减少风阻、防止漏风、增加风机能力、加强通风管理等措施保证风量，并采用分区式开拓方式缩短入风线路长度，降低到达工作面风流的温度。

（2）对局部热害严重的工作面，应采用移动式制冷机组进行局部降温；对非控调措施无法达到作业环境标准温度的，应采用空调降温。

111 高温矿井降温措施有哪些？

矿井降温措施主要分为两大类，即非人工制冷降温技术和人工制冷降温技术。

（1）非人工制冷降温技术主要包括：增风降温、热源控制、通风系统优化、个体防护、受控循环通风等。

（2）人工制冷降温技术主要包括：人工风冷降温系统和人工制冰降温系统。

112 炼铁过程中如何防治高温危害？

采用封闭式出铁、出渣，用盖板对铁沟、渣沟封闭，以减少热辐射强度；作业现场设置隔热挡板；加强作业现场通风，有条件时配备喷雾水幕。

113 高频电磁场对人体健康有哪些影响？

高频电磁场工作人员以神经衰弱为最常见，并有自主神经功能紊乱的系列症状。特殊检查可见心电图变化，急性作用致窦性心动过缓、左室高电压、早搏、右束支传导阻滞等。脑血流图有可逆性改变，此外可有血液生化改变，以及对人体内分泌的影响。

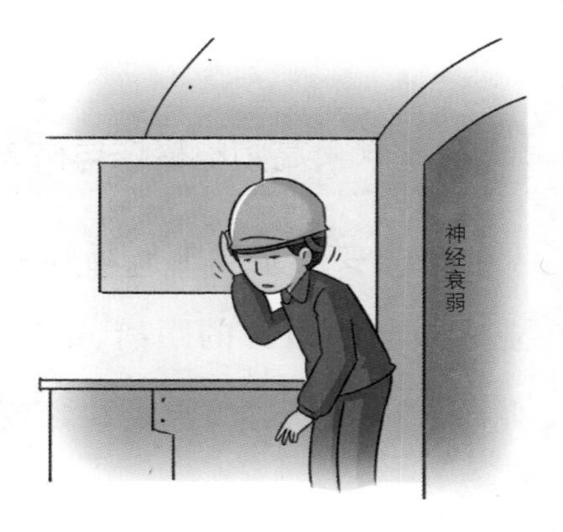

114 微波对人体健康有哪些影响?

眼睛是人体对微波辐射比较敏感、容易受到危害的器官,眼睛的晶体含有较多的蛋白质和水分,无血管,能吸收微波能量,而出现混浊以致白内障。微波对睾丸、雌性生殖系统及怀孕均有不良影响。此外,微波对心血管系统、内分泌系统、消化系统、血液与造血系统,以及免疫功能均有不良影响。

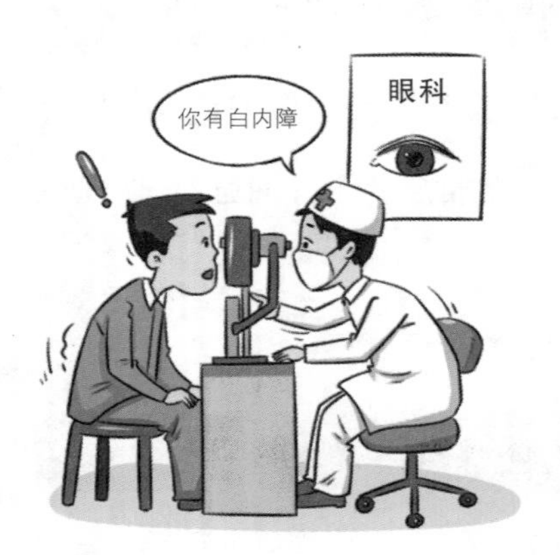

115 高频电磁场与微波损害有哪些预防措施?

最主要的是对电磁场辐射源的屏蔽,其次为加大作业人员与辐射源的距离,缩短工作时间,加强个体防护,佩戴防电磁辐射的眼镜和含金属丝的防护服。

116 什么是紫外线辐射?

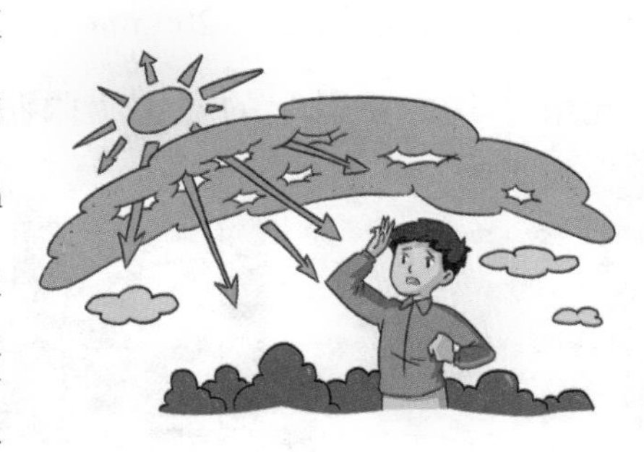

紫外线辐射是指波长范围在100~400 nm的光辐射,其中100~200 nm的紫外线辐射被大气吸收,对人类没有影响,被称为真空紫外,因此对人类有影响的主要是200~400 nm的紫外线辐射。

117 紫外线有哪些危害?

紫外线辐射对眼睛会产生伤害,诱发皮肤癌变。强烈的紫外线辐射能够损伤眼组织,导致结膜炎,损害角膜、晶状体,是白内障的主要诱因。紫外线强烈作用于皮肤时,可发生光照性皮炎,皮肤上会出现红斑、痒、水疱、水肿等;严重的还可引起皮肤癌。

此外,紫外线作用于中枢神经系统时,可出现头痛、头晕、体温升高等症状。

118 什么是激光？有哪些危害？

激光是指波长在200 nm~1 μm的高强度、高度定向的光束。其主要引起的损害为眼睛伤害、热灼伤及其他。

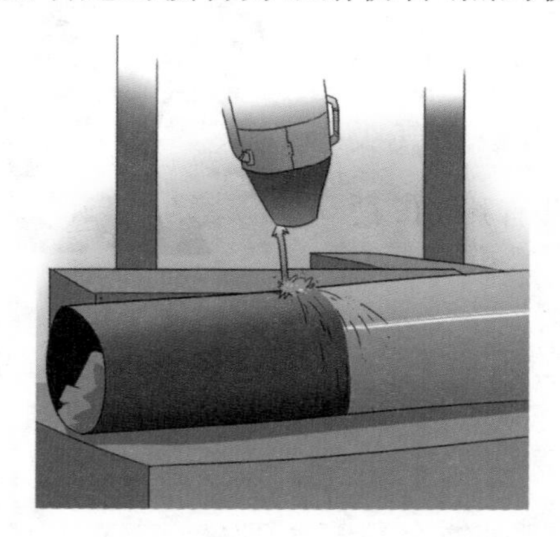

119 什么是工业通风？

对生产过程的余热、余湿、粉尘和有害气体等进行控制和治理而进行的通风。

120 工业通风的常见形式包含哪些？

工业通风主要包括自然通风、机械通风、全面通风、局部通风（包括局部送风和局部排风）和事故通风。

121 工业通风起到的主要作用有哪些?

工业通风的作用包括：稀释或排除生产过程产生的毒害物质、爆炸气体及粉尘，促进工业安全生产；给作业场所送入足够数量和质量的空气，供作业人员呼吸；调节作业场所的温度、湿度等气象条件，为作业人员提供舒适的环境。

122 什么是换气次数?

单位时间内室内空气的更换次数，即新风量与通风房间体积的比值。

123 自然通风的适用范围是哪些?

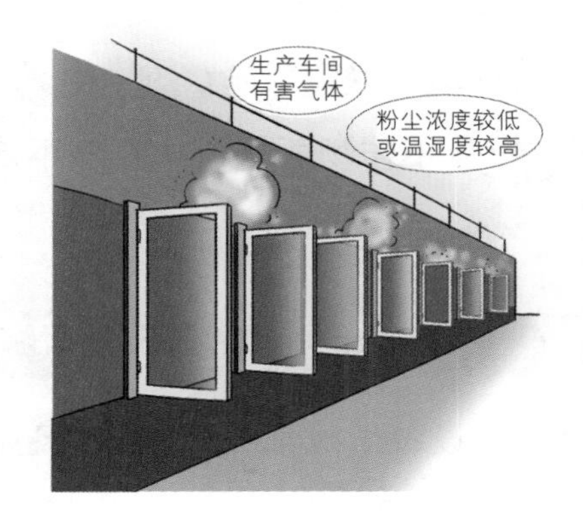

当生产车间有害气体、粉尘浓度较低或温、湿度较高时，可以取得既经济又有效的通风效果。当毒物危害较大，逸散浓度较高，进风需过

滤和处理时或进风能引起雾或凝结水时，不得采用自然通风。

124 自然通风如何达到降温效果?

热压是指车间空气温度升高时,空气体积膨胀,密度减小,造成车间内外空气的重力差。热压使车间外空气从下部门窗向内进入,使车间内热空气从上部天窗排出,即为自然通风。

125 机械通风要考虑哪些因素?

机械通风和气流通道之前不能有障碍物。气流通道上任何东西的存在都会明显降低预期通风效果；降低气流速度以防放生湍流；污染空气排出通路不要流经作业人员;从工作场所排出的空气不能影响到工厂外面的人员。

126 局部通风设备有哪些组成部分?

设备组成部分包括:送风风扇、喷雾风扇、空气淋浴、冷气机、空调机组。

127 中央空调适合什么样的场合使用?

对温湿度要求较高且人员较少，车间内无不良气味的大型厂房适合中央空调。

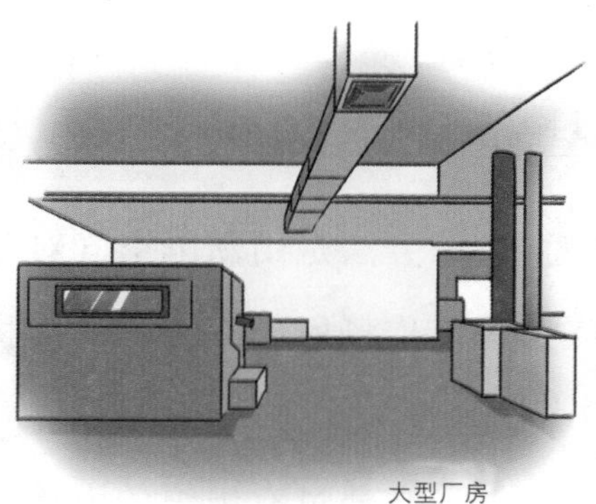

大型厂房

128 通风系统由哪几部分组成?

通风系统按照工作动力不同，一般有自然通风和机械通风两种。通风系统主要由通风管道，室内送、排风口，室外进、排风装置，风机，除尘器以及控制系统等组成。

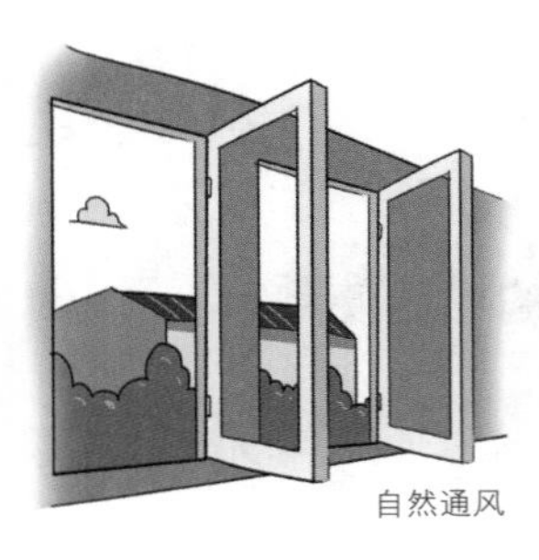
自然通风

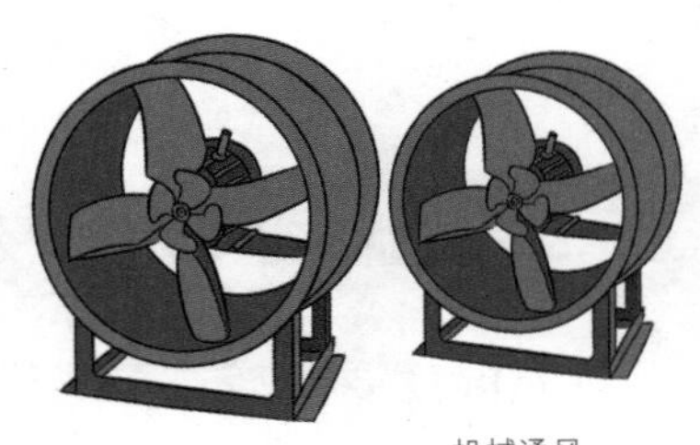
机械通风

129 全面通风应如何分类?

(1)稀释通风:该方法是用新鲜空气对整个工作场所进行通风换气，将工作场所的有害物浓度稀释到最高允许浓度之下。

(2)单向流通风:它通过有组织的沿单一方向呈平行流线并且横断面上风速一致的气流运动，控制有害物的扩散和转移的通风称单向流通风。保证操作人员的呼吸区内有害物质浓度达到卫生标准的要求。

(3)均匀流通风:速度和方向完全一致的宽大气流称为均匀流,用其进行的通风称为均匀流通风。气流速度原则上要控制在0.2~0.5 m/s。这种通风方法能有效排出室内污染空气。目前主要应用于汽车喷漆室等对气流、温度、湿度控制要求高的场合。

130 局部通风适用于什么样的工作场所?

局部通风主要适用于室内有害物质很难达到标准规定的要求,工作地点固定且所占空间很小的工作场所。

131 目前应用较多的排风罩类型有哪些?

按工作原理可分为密闭罩、通风柜、外部吸气罩、接受式排风罩、吹吸式排风罩。应用较多的为外部吸气罩。

132 事故通风的换气次数每小时不宜少于多少次?

根据《工业企业设计卫生标准》的要求,事故通风的换气次数不宜少于12次/小时。

133 什么是控制风速,如何取值?

控制风速是指将控制点(面)处的有害物质吸入罩内

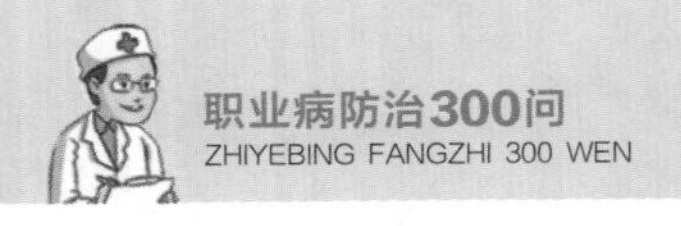

所需的最小风速。无毒污染物0.25~0.374；有毒或有危险的污染物0.40~0.50；剧毒或少量放射性污染物0.50~0.60。

134 劳动者操作时风应该怎样吹?

送风口靠近人，排放口靠近污染物，操作人员位于污染物的上风侧。

135 有多种有害气体时，通风量应该怎样计算?

当数种溶剂（苯及其同系物、醇类或醋酸酯类）蒸气或数种刺激性气体同时放散于空气中时，应按各种气体分别稀释至规定的接触限值所需要的空气量的总和计算全面通风换气量。

除上述有害气体及蒸气外，其他有害物质同时放散于空气中时，通风量仅按需要空气量最大的有害物质计算。

136 工业企业整体布局与全年风向的关系如何?

生产区宜选在大气污染物扩散条件好的地段，布置在当地全年最小频率风向的上风侧；产生并散发化学和生物等有害物质的车间，宜位于相邻车间当地全年最小频率风向的上风侧；非生产区布置在当地全年最小频率风向的下风侧;辅助生产区布置在两者之间。

137 高温热源布置与夏季主导风向的关系如何?

高温热源应尽可能地布置在车间外当地夏季主导风向的下风侧;不能布置在车间外的高温热源,应布置在天窗下方或靠近车间下风侧的外墙侧窗附近。

138 厂房采用自然通风,对天窗的要求是什么?

以自然通风为主的厂房，车间天窗设计应满足卫生要求;阻力系数小,通风量大,便于开启,适应不同季节要求，天窗排气口的面积应略大于进风窗口及进风门的面积之和。热加工厂房应设置天窗板,厂房侧窗下缘距地面不宜高于1.2 m。

139 工作场所粉尘、毒物的发生源布置在风流的哪侧?

工作场所粉尘、毒物的发生源应布置在工作地点的自然通风或进风口的下风侧；放散不同有毒物质的生产过程所涉及的设施布置同一建筑物内时，使用或产生高毒物质的工作场所应与其他工作场所隔离。

140 容易凝结蒸汽和聚积粉尘的通风管道,物质混合易燃烧或爆炸的通风系统怎样设置?

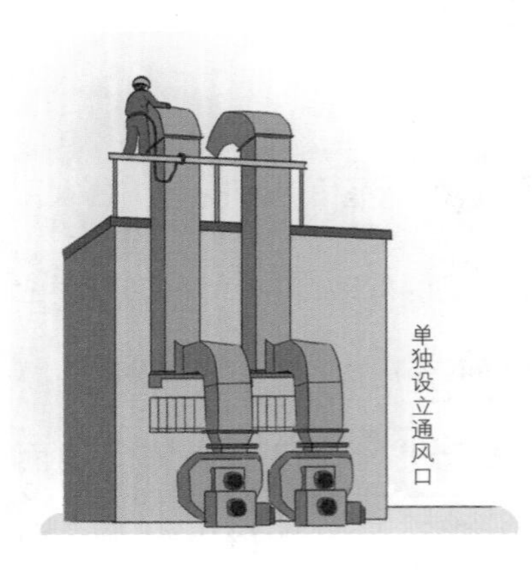

容易凝结蒸汽和聚积粉尘的通风管道，几种物质混合能引起爆炸、燃烧或形成危害更大的物质的通风管道，应设单独通风系统,不得相互连通。

141 通风不宜采用循环空气的三种形式是什么?

(1)空气中含有燃烧或爆炸危险的粉尘、纤维、含尘浓度大于或等于其爆炸下限的25%时。

(2)对于局部通风除尘、排毒系统,在排风经净化后,循环空气中的粉尘、有害气体大于或等于其职业接触限值的30%时。

(3)空气中含有病原体、恶臭物质及有害物质浓度可能突然增高的工作场所。

142 事故排风口设置原则是什么?

事故排风装置排风口的设置应尽可能避免对人员的影响;事故排风装置的排风口应设置在安全处,远离门、窗及进风口和人员经常停留或经常通行的地点。

143 什么是电离辐射?

电离辐射是指波长短、频率高、能量高的射线。主要包括α、β、γ、X线和中子等。

144 自然界存在的电离辐射有哪些?

天然辐射包括:宇宙射线、宇生放射性核素、原生放射性核素。宇宙射线是指来自外太空的带电高能次原子粒子。宇生放射性核素是指宇宙射线与大气层或地表中的核素相互作用产生的放射性核素。原生放射性核素是指从地球形成开始一直存在于地壳中的放射性核素,在环境(水、大气、土壤等)中到处存在,甚至在人体内也存在。

145 辐照处理过的食品能吃吗?

可以放心食用。食品包装上的辐照食品标识“◎”(圆形、白底绿色),图案上方标注中文“辐照食品”,下方标注英文“IRRA-DIATEDFOOD”。该类食品通过辐照加工改善了食品的卫生质量,辐射可以杀死食品中的微生物、细菌以及一些虫卵等有

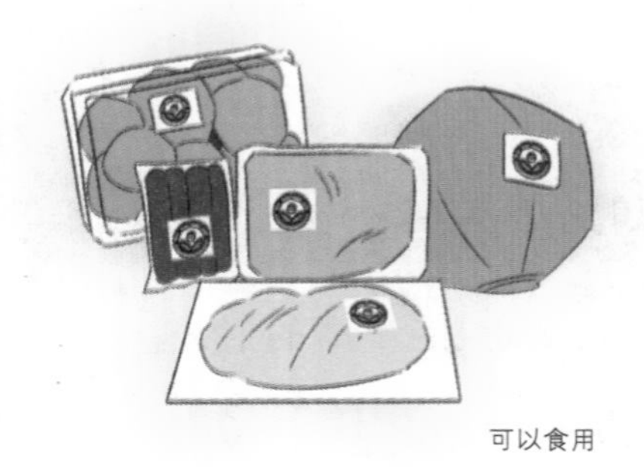
可以食用

害物质，而又没有化学物质残留和辐射污染，是化学保藏法无法达到的。所以辐照加工食品可以放心食用。

146 什么是X线检查？

X线检查是指利用X线对人体不同组织有不同穿透性的原理进行成像和疾病诊断的，比如拍片、透视和CT检查等。一般来说，CT和透视的辐射剂量要高于拍片。

147 接收X线检查后是否应该终止妊娠？

终止妊娠是一个受多种因素影响的按个人情况做出的决定。一般认为小于100 mGy的胎儿剂量不应该当作终止妊娠的理由。这个剂量大于大多数放射诊断或核医学诊断程序中达到的剂量。

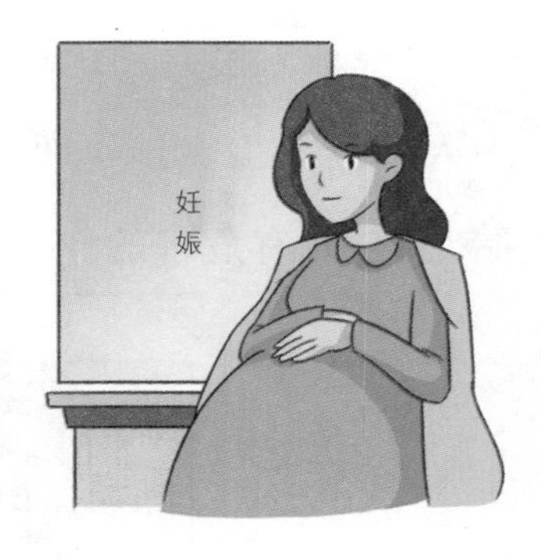

148 放射性碘治疗后可以哺乳吗?

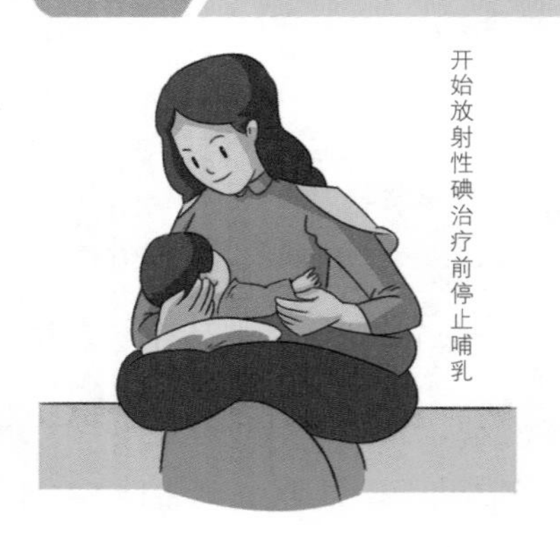

母乳喂养必须在开始碘治疗前停止，因为这有可能损伤婴儿的甲状腺，导致永久性甲状腺功能的减退，增加甲状腺癌的发病风险。

149 怀孕的工作人员能够继续从事X线工作吗?

《中华人民共和国职业病防治法》第三十八条规定：用人单位不得安排孕期、哺乳期的女职工从事对本人和胎儿、婴儿有危害的作业。

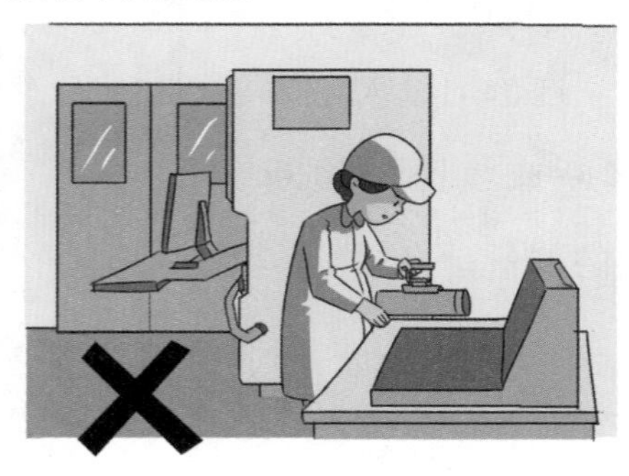

150 吸烟是否存在电离辐射？

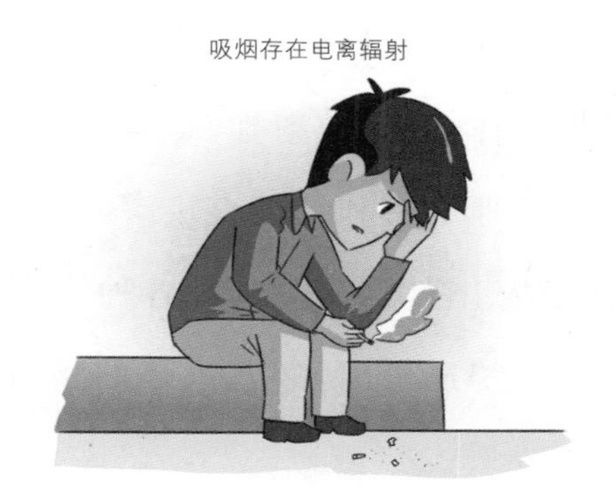
吸烟存在电离辐射

当然存在。烟草中的放射性核素包含：钋-210、铅-210、镭-226等。香烟中的钋-210被认为是致癌物质，据美国抗癌协会统计，吸烟者的肺癌死亡率要比不吸烟者平均高19%。

151 核电站对周边环境影响大吗？

香蕉内含天然放射性的钾-40。食用1根香蕉的有效等效剂量为0.077 8 μSv。核电站对周边环境的最大允许辐射暴露相当于每年食用2500根香蕉的有效等效剂量（250 μSv）。

152 我们生活中的"氡"来自哪里?

氡通常的单质形态是氡气，为无色、无臭、无味的惰性气体，具有放射性。氡存在于空气，通常来自土壤，可以通过地下室和地板直接渗入到建筑物中。当室内供暖时，氡通过裂隙和孔隙(如各种管道入口周边)从地基下的土壤中快速析出。氡与人体的脂肪有很高的亲和力，氡已经被WHO点名，公布为19种主要环境致癌物之一，且被国际癌症研究机构列入室内主要致癌物。专家研究表明，氡是除吸烟以外引起肺癌的第二大因素。

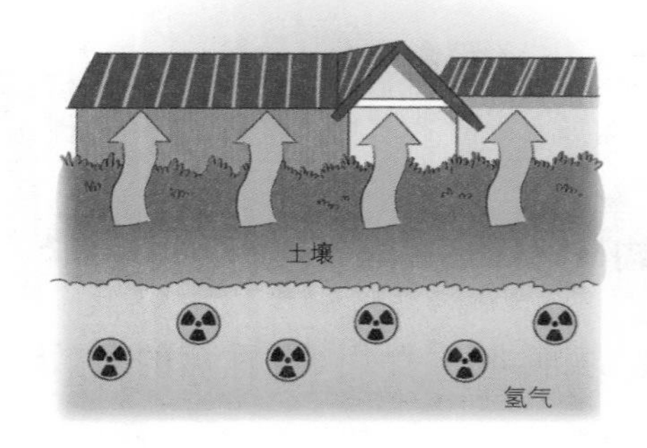

153 如何预防我们生活中的"氡"?

氡虽然无处不在，是个没有感情的隐形杀手，但魔高一尺，道高一丈，预防方法还是有的。方案 1:修建房屋时，要远离有放射性矿藏地区。方案2:慎选建材(建议表明选择哪些建材或者不使用哪些建材）。方案3：注重通风,简单有效。通风是降低室内氡浓度的关键因素之一。据专家试验,一间氡浓度在151 Bq/m^3的房间,开窗通风1小时后,室内氡浓度就降为48 Bq/m^3。

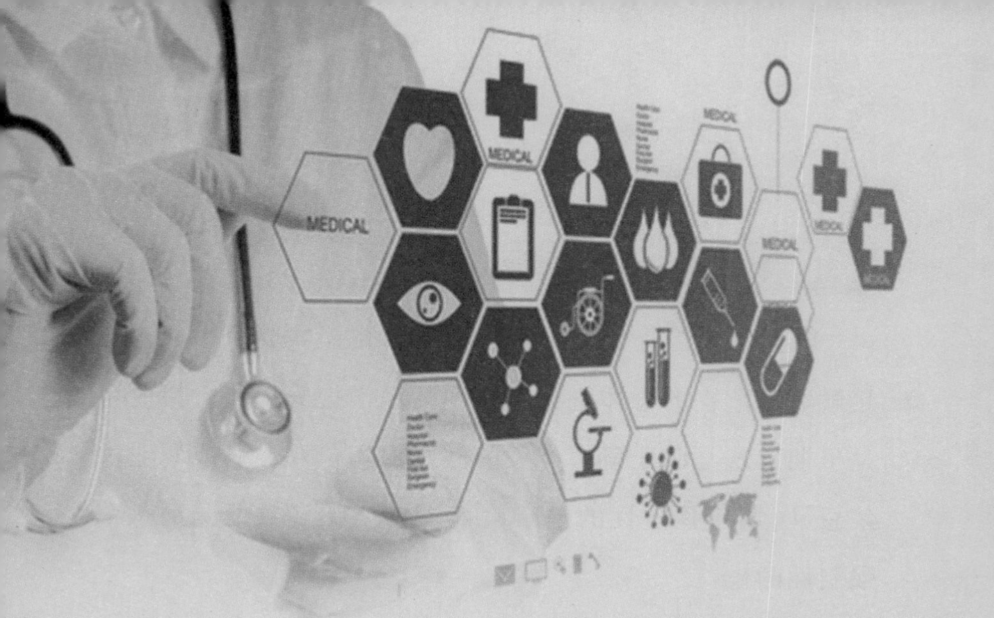

健康体检篇

JIANKANG TIJIAN PIAN

154 什么是职业健康检查?

职业健康检查是应用临床医学和相关实验室手段对接触职业危害的群体进行筛查性的医学健康检查，目的是早期发现与职业危害有关的健康损害、职业病或职业禁忌证，属于预防性的健康检查，因此，在多数情况下是强制性的。

155 为什么要进行职业健康检查?

职业健康检查是国家为维护劳动者合法权益而出台的重要规定，从事接触职业病危害因素的劳动者应当积极参与用人单位组织的上岗前、在岗期间和离岗时的职业健康检查，为自身健康多一份保障。健康检查可以判定劳动者是否适合从事该工作，从而将职业病危害预防在先，同时可及时发现职业病危害因素对健康的早期影响，早诊断、早治疗，必要时调离岗位。体检结果还能作为职业病诊断的一个重要依据。

156 职业健康体检与普通体检有何区别?

职业健康检查是国家为保护劳动者健康权益规定的企业的责任和义务，其中大部分从法规的角度讲是强制性的，因此不同于一般意义上的健康检查和企业（社会）福利性的健康检查。

157 哪些人员要进行职业健康检查?

从事或接触有职业危害因素的作业者；从事对健康有特殊要求的作业者；曾从事过接触粉尘等职业病危害因素的离岗者或退休者。

158 职业健康检查分哪几类?

职业健康检查分为上岗前职业健康检查、在岗期间职业健康检查和离岗时职业健康检查。

159 为什么要开展上岗前职业健康检查，目的是什么？

上岗前职业健康检查是指对从事某种职业病危害因素作业的劳动者进行健康检查。目的是断定劳动者从事某种作业前的健康状况，是否适合从事接触该危害因素岗位工作，是否有职业禁忌，是否有危及他人的疾患如传染病、精神病等。为用人单位是否安排就业，尤其为是否安排劳动者从事有职业病危害的作业提供客观证据。

160 在岗人员职业健康检查是不是每年都要做？

在岗期间的定期健康检查周期是按一定时间间隔对从事有害作业劳动者的健康状况进行常规的必要的检查。每种危害因素所对应的在岗人员职业健康检查有规定的健康检查周期，不一定是每年进行一次健康检查。

161 离岗职业健康体检意义何在？

离岗时的健康检查：指劳动者在离岗前对其进行全

面的健康检查。体检的内容与项目是依据劳动者所从事的岗位、工种中所存在的职业有害因素情况而有针对性地选择一些较为敏感的指标，对劳动者进行检查。目的是了解和判断该劳动者从事该有害作业若干时间后，目前的健康状况和变化是否与职业病危害因素有关。

162 所有接触职业病危害因素的人员都需要做职业健康体检吗?

如果劳动者接触的职业病危害因素都在《职业健康监护技术规范》(GBZ188)内，可直接按照这个标准来确定职业健康检查上岗前、在岗、离岗需要检查哪些项目。如果劳动者接触的职业病危害因素不在GBZ188上，但在国家颁布的《职业病危害因素分类目录》中，那么符合以下条件的就必须要开展职业健康监护。

(1)该危害因素有确定的慢性毒性作用，并能引起慢性职业病或慢性健康损害；或有确定的致癌性，在暴露人群中所引起的职业性癌症有一定的发病率。

(2) 该因素对人的慢性毒性作用和健康损害或致癌作用尚不能肯定，但有动物实验或流行病学调查的证据，有可靠的技术方法，通过系统地健康监护可以提供进一步明确的证据。

（3）有一定数量的暴露人群。

不在国家颁布的《职业病危害因素分类目录》中，且GBZ188没有提及的职业病危害因素，不强制要求进行职业健康检查。建议根据这个因素的危害性及所损伤的靶器官，并参照其他类似危害的因素的体检项目，来确定该因素的体检项目。如没有确定的靶器官，可暂不开展职业健康检查。

163 职业健康体检前应注意什么？

每位参加职业健康体检的人员须携带身份证；体检前三天规律饮食，忌酒，限高脂、高蛋白饮食，避免发热、感冒、腹泻。体检日进行的血液采集、肝胆B超检查，需要空腹8~12小时；高血压患者按常规服用降压药，糖尿病及其他慢性病患者，抽血后可及时服药；体检当日抽血、做B超前要空腹，可少量饮水，禁大量饮水，抽血、B超做好后可进食早餐；需做纯音听力测试者，要求脱离噪声工作环境24小时以上。

164 职业健康体检时应注意什么?

体检过程中有问题时,应及时与体检医生联系;勿隐瞒病史,防止误诊;抽血后需要立即压迫针孔3分钟,防止出血,切记不能搓揉;月经期间,暂勿进行尿液留取及妇科检查,等月经结束3天后补检;测血压和心电图检查前避免剧烈运动,全身肌肉放松,勿移动或抖动四肢,呼吸平稳。拍片时请勿穿着胸前带有金属饰物的衣服。项链、玉佩等首饰应摘下并由体检者本人妥善保管;怀孕及有可能怀孕者,请预先告知医护人员,勿做X线检查。做X线检查时,宜穿棉质内衣,勿穿带有金属纽扣的衣服、文胸,以避免给阅片带来误诊。

165 职业健康体检后应注意什么?

体检结果妥善保存,以便与自身其他的健康资料进行对照,也可作为就医时的资料;如果此次检查和评估中身体状况良好,请保持良好的生活习惯,工作时正确佩戴防护用品；如果健康评估和体检结果反映出健康状况存在其他异常，请根据医生的建议，及时复查就医，合理地调整好目前的生活及工作，改善健康状况；体检结束后，如果您对体检数据与评估有任何需要咨询，请与体检中心联系。

166 职业健康检查的结论有哪五种?

（1）未见异常：指本次职业健康检查各项指标均在正常范围内。

（2）复查：指检查时发现单项或多项异常需要进行复查，且注明复查内容和时间。

（3）疑似职业病：指检查发现受检者可能患有职业病，需要提交职业病诊断机构进一步明确诊断。

（4）职业禁忌证：应写明具体疾病名称。

（5）其他疾病或异常：指体检发现目标疾病以外的疾病或某些检查指标异常，应提出医学建议。

167 什么是职业禁忌证?

指劳动者从事特定职业或者接触特定职业病危害因素时，比一般职业人群更易于遭受职业病危害和罹患职业病或者可能导致原有自身疾病病情加重，或者在作业过程中诱发可能导致对他人生命健康构成危险的疾病的个人特殊生理或者病理状态。

168 罹患职业禁忌证该怎么办?

上岗前体检时检出职业禁忌证,企业可以不予录用；在岗期间体检时检出员工有职业禁忌证，依照规定不能从事现有环境的工作，企业应及时将其调离该岗位并妥善安置。

169 粉尘作业人员的职业禁忌证有哪些?

有下列疾病者不得从事接尘作业：①活动性肺结核病；②慢性阻塞性肺炎；③慢性间质性肺炎；④伴肺功能损害的疾病。

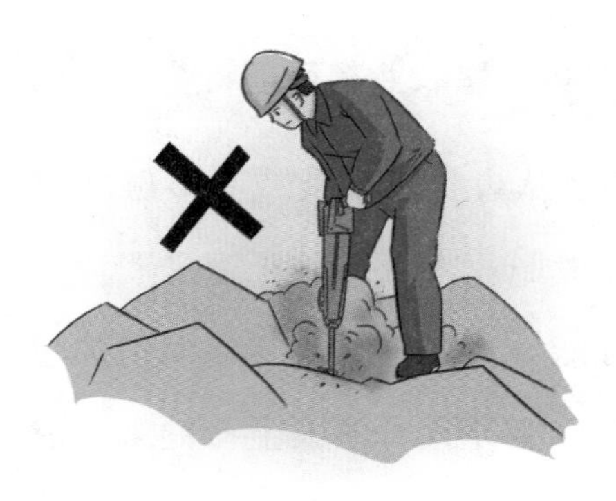

170 肝病患者不宜从事哪些工作?

常见的职业性肝脏毒物可以分为以下几类:

(1)金属、类金属及其化合物:如黄(白)磷、磷化氢、三氧化二砷、砷化氢、铅、铊、锑、铜、十硼烷等。

(2)卤代烃类:如四氯化碳、三氯甲烷、二氯乙烷、四氯乙烷、氯乙烯、三氯乙烯、四氯乙烯、氯丁二烯、多氯联苯等。

(3)芳香族氨基及硝基化合物:如苯胺、三硝基甲苯等。

(4)其他如甲醇、乙醇、有机磷农药、有机氯农药等。

接触以上类别物质的劳动者如患有急慢性肝病,则不宜从事接触上述物质岗位的工作。

171 高血压患者不宜从事哪些工作?

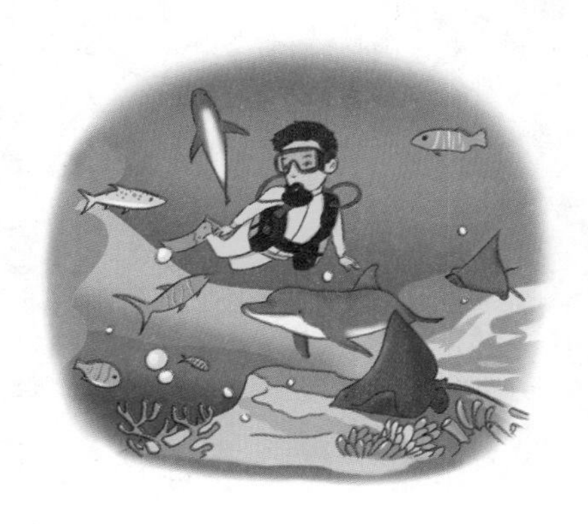

研究表明,轻度高血压不影响劳动力,可以胜任工作;中度高血压,且无心、脑、肾等并发症者,可胜任一般性工作与不超过中等程度的体力劳动,但应避免过度劳累,注重劳逸结合;重度高血压,且有心、脑、肾等靶器官功能损害者,劳动力下降,应结合具体情况适当休息。具体来说,飞行工作、潜水、高空作业、高温车间作业、驾驶、搬运工作及重体力劳动等,高血压患者不适宜,最好调离。如果高血压患者并发心绞痛、心力衰竭或脑、肾并发症时,不管何种工作均应暂停,经休息或治疗后,视情况再恢复工作。

172 糖尿病患者不宜从事哪些工作?

以下工作对糖尿病患者不太适宜,应尽量避免。

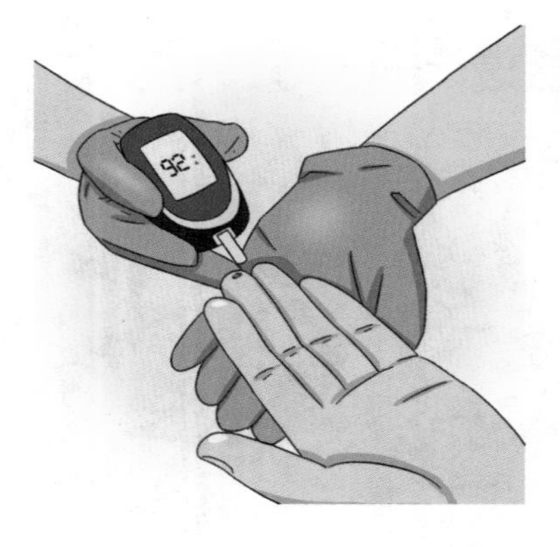

（1）避免时间不规律的工作。特别是需要上夜班的工作，过多的夜班会打乱作息时间，影响正常的饮食和用药。

（2）难以控制的糖尿病者，避免从事高空、高温、潜水作业及职业司机的工作，以免因低血糖而发生意外。

（3）避免随时加餐有一定困难的工作。

（4）避免重体力劳动的工作。

（5）有并发症存在的患者，应避免可能使并发症加剧的工作，如过度用眼及长时间站立的工作等。

因此，糖尿病患者选择职业时，应征求或听取医生的建议，选择一份既不影响自身病情发展，又有益于身心健康的工作。

173 什么是疑似职业病?

接触职业病危害因素的劳动者进行职业健康检查时

健康损害符合该职业病危害因素的毒性作用，异常指标达到相应职业病诊断标准中职业病的诊断或观察对象的诊断水平时可判定为疑似职业病。

174 疑似职业病是职业病吗?

疑似职业病不是职业病，只是怀疑某种健康损害状况或疾病与职业接触有关，需要通过一定时间的动态观察后,方能明确诊断是否为职业病。

175 粉尘作业岗位工人,需要做哪些职业健康检查项目?

粉尘作业岗位工人职业健康检查有上岗前、在岗期间、离岗时的职业健康检查和离岗后的医学随访四种。不同的健康检查体检项目有所不同,总的来说,除职业史、症状的询问以及内科常规检查外,上岗前、在岗期间、离岗时都需要进行后前位X线高千伏胸片或DR片、心电图、肺功能的检查，离岗后的医学随访只需要拍摄后前位X线高千伏胸片。具体的检查项目和周期可从《职业健康监护技术规范》(GBZ188)中查到。

176 接尘人员为什么必须进行胸部X线高千伏摄片检查?

按照《中华人民共和国职业病防治法》规定，凡从事粉尘作业人员应进行上岗前、在岗期间及离岗时、离岗后职业健康检查。在职业健康监护检查中，拍摄高千伏X线胸片是一项重要内容，高千伏胸片具有肺野可见度增加、成像层次丰富、对比度适中，穿透性增强，能清楚显示胸膜、膈肌病变的优点。一张技术质量合格的高千伏胸片是诊断尘肺病的主要依据。

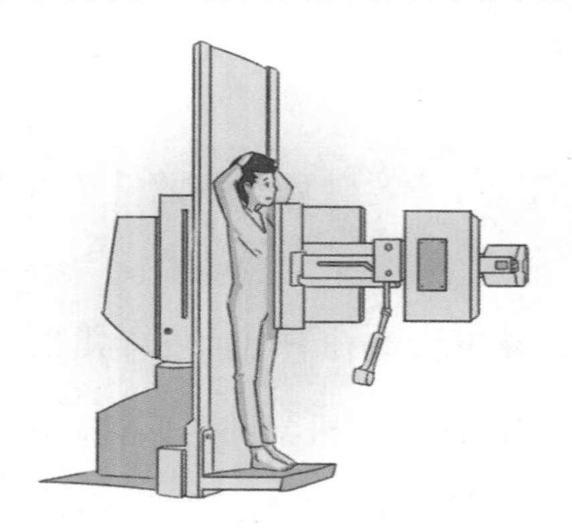

177 有机粉尘健康危害有哪些?

棉尘、亚麻尘可引起棉尘病及呼吸道刺激表现，表现有胸部紧束感和胸闷、气短等，伴有急性通气功能下降的

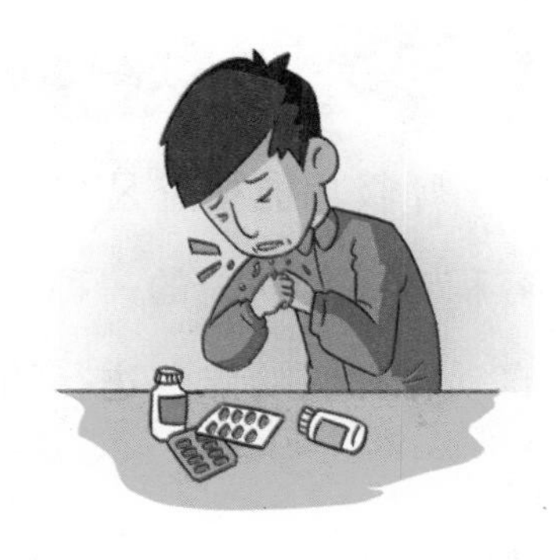

气道阻塞性疾病。长期反复发作可致慢性肺通气功能损害，出现咳嗽、咯痰、支气管炎症状和肺气肿，最终发展成为慢性阻塞性肺病（COPD）。切削木材产生的木尘被人体吸入后会刺激呼吸道黏膜，引起打喷嚏、咳嗽、气喘等症状。长期吸入这种木尘，可能引起肺纤维病变，导致呼吸不畅、憋气哮喘等。造成肺功能明显下降，有的还能引起鼻黏膜炎症，使纤毛和腺体分泌功能受损，易患感冒、上呼吸道感染。如果木尘长期作用鼻腔黏膜，可引起鼻癌、鼻旁窦癌。茶尘、烟草尘、谷物尘长期吸入也会造成职业性哮喘、慢性阻塞性肺部疾病。动物性粉尘中常含有大量的异源蛋白和真菌，作业人员吸入后可能引发外源性过敏性肺泡炎，出现发热、咳嗽、气急、呼吸困难等症状。人工合成的有机粉尘对人体健康的危害也主要表现在呼吸系统，造成肺慢性或急性损害。

178 什么是呼吸功能检查?

呼吸功能检查是指借助呼吸功能测定仪器，测定肺容积和通气功能的一种无创性检查。目前,多用电子化、自动化呼吸功能仪进行测定。

179 呼吸功能检查主要内容有哪些?

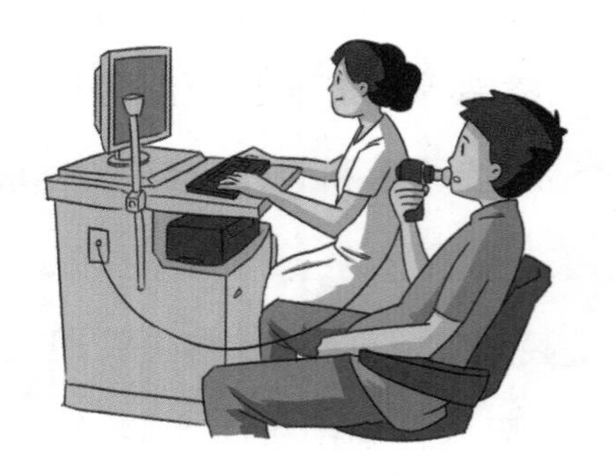

包括肺容量、通气功能、弥散功能、最大呼气流速-容量曲线、闭合容积、气道阻力、气道反应性、通气-血流比值、动脉血气分析与运动试验等。

180 接触苯、甲苯、二甲苯作业的职业禁忌证是什么?

(1)血常规检出有以下异常者:

1)白细胞计数低于 4×10^9/L 或中性粒细胞低于

2×10^9/L。

2）血小板计数低于 8×10^{10}/L。

（2）造血系统疾病。

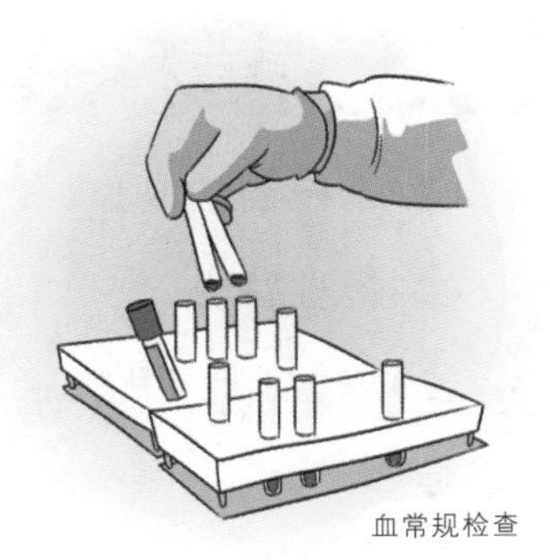

血常规检查

181 在岗铅作业人员的职业健康检查重点查什么？

（1）职业禁忌证：中度贫血，卟啉病，多发性周围神经病。

（2）职业病：职业性慢性铅中毒。

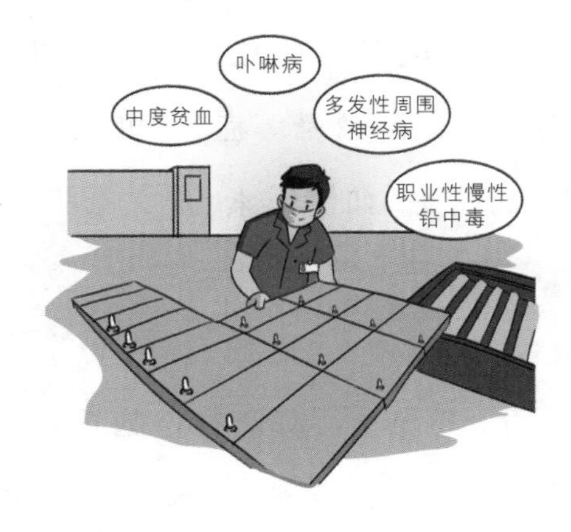

182 哪些人员不宜从事高温作业?

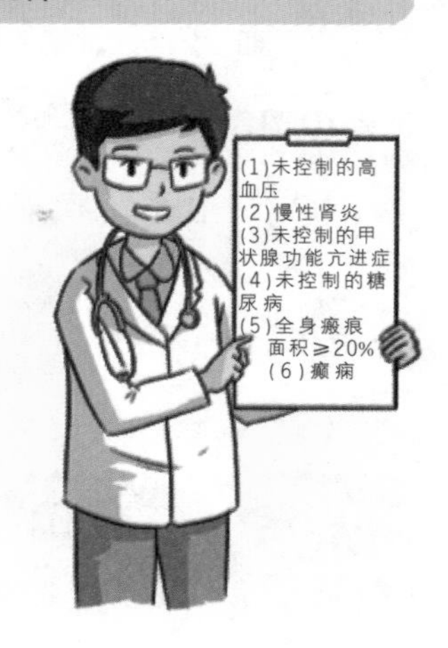

(1)未控制的高血压。

(2)慢性肾炎。

(3)未控制的甲状腺功能亢进症。

(4)未控制的糖尿病。

(5)全身瘢痕面积≥20%。

(6)癫痫。

183 噪声作业人员在询问病史时应注意哪些内容?

在症状询问时，应询问有无中、外耳疾患史，如有无流脓、流水、耳鸣、耳聋、眩晕等症状；可能影响听力的外伤史、爆震史；药物史，如链霉素、庆大霉素、卡那霉素、新霉素、妥布霉素、万古霉素、多黏菌素、氮芥、卡铂、顺铂、依他尼酸、水杨酸类、含砷剂、抗疟剂等；中毒史，如一氧化碳等中毒；感染史，如流行性脑脊髓膜炎、腮腺炎、耳带状疱疹、伤寒、猩红热、麻疹、风疹、梅毒等疾病史;遗传史,如家庭直系亲属中有无耳聋等病史;有无噪声接触史及个人防护情况。

184 噪声作业人员一般应检查哪些项目?

(1)内科常规检查。

(2)耳科常规检查。

(3)实验室和其他检查:血常规、尿常规、心电图、血清ALT、纯音听阈测试。

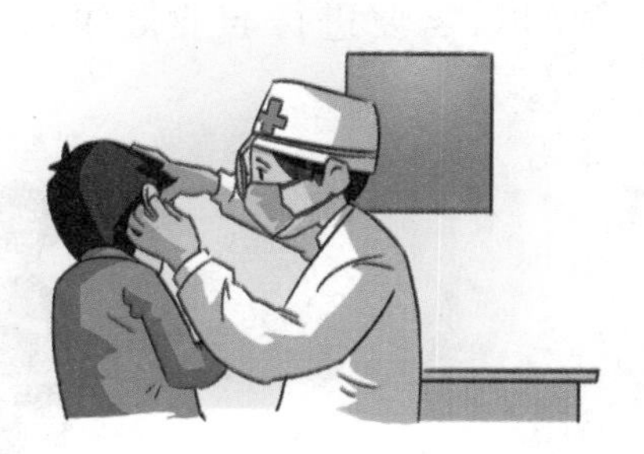

185 为什么要脱离噪声作业环境进行听力检查?

人在接触噪声时,听觉敏感性会下降,尤其是短时间暴露在强噪声环境中,感觉声音刺耳、不适、耳鸣。脱离接触后,对外界的声音有“小”或“远”的感觉,电测听检查时阈值可以升高10~15 dB甚至以上,脱离噪声环境后一段时间甚至数小时,听力慢慢恢复到原来水平,称为暂时性听阈位移(TTS)。所以,工人接触噪声环境的情况下,通常要脱离噪声环境48小时后进行听力检查,这样听

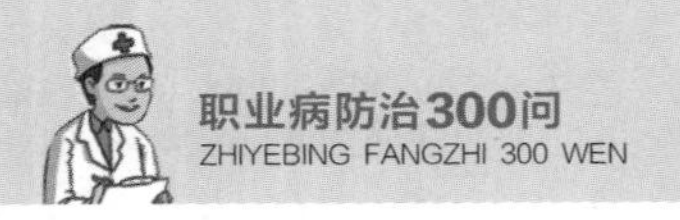

力检查的结果才准确可靠。

186 加油站职工需要进行职业健康检查吗?

加油站职工所接触的主要职业病危害因素为汽油及噪声,需要进行职业健康检查。

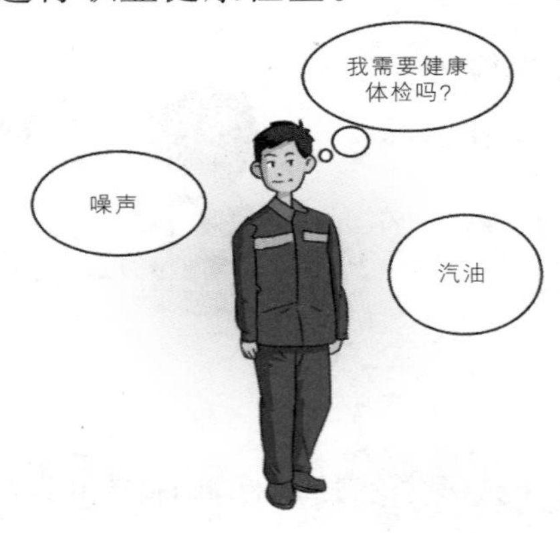

187 哪些人员不适宜在汽油作业岗位工作?

严重慢性皮肤疾病患者以及多发性周围神经病变患者，不适宜在汽油作业岗位工作。

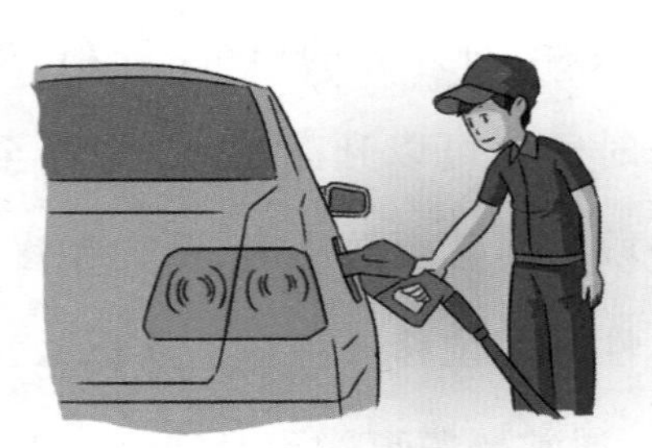

188 致喘物的职业接触机会有哪些?

职业性致喘物广泛分布于化工、合成纤维、橡胶、塑料、电子、制药、印刷、油漆、皮革、纺织冶炼、粮食以及食品、种植、木材加工、实验室研究等诸多领域。

189 哪些人员不宜从事酸雾和酸酐作业?

患有牙酸蚀病、慢性阻塞性肺病、支气管哮喘的人。

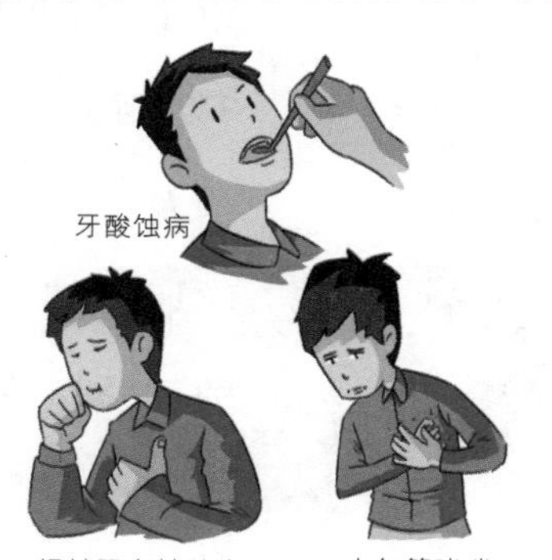

190 什么人不宜从事氯气作业岗位工作?

患有慢性阻塞性肺病、支气管哮喘、慢性间质性肺病的患者。

191 电工作业人员有哪些健康要求?

电工指专职在室内或室外发、供、受电装置上从事作业的人员。电工作业是高风险作业，电工作业时的触电伤害或野外高处电工作业时的坠落伤害也可能由作业人员本身的健康意外所致，如癫痫发作、突发晕厥等。因此，电工有严格的健康要求，就业前必须进行上岗前的健康体检，如有癫痫史和各种原因或不明原因的晕厥史、2期及3期高血压、红绿色盲、心脏病及心律失常都是电工作业的职业禁忌证，此外，有严重的四肢运动障碍也不应从事电工作业。

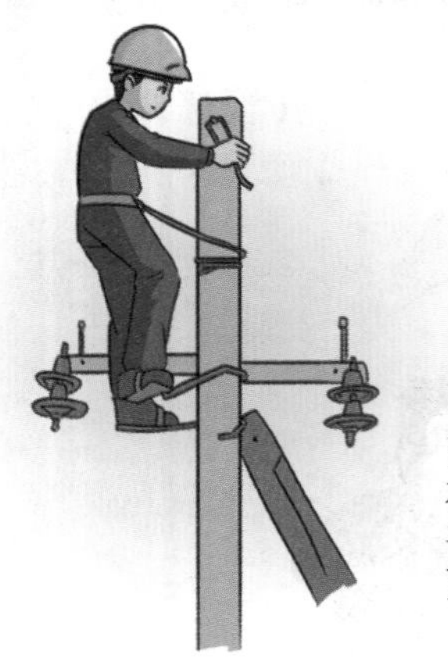
电工作业人员

192 视屏作业对健康有影响吗?

视屏作业是指在电子计算机的视屏显示终端进行操作工作，我们一般也称之为VDT作业。从事视屏作业的人员必须进行就业前健康体检和在岗期间的定期体检。体检着重视觉系统检查：晶状体、眼底、视力、色觉；肌肉骨骼系统：上肢、躯干有无压痛，有无运动功能异常。矫正视力小于4.5的眼疾患者和颈椎病、上肢骨骼肌肉疾病患者不宜从事视屏作业。

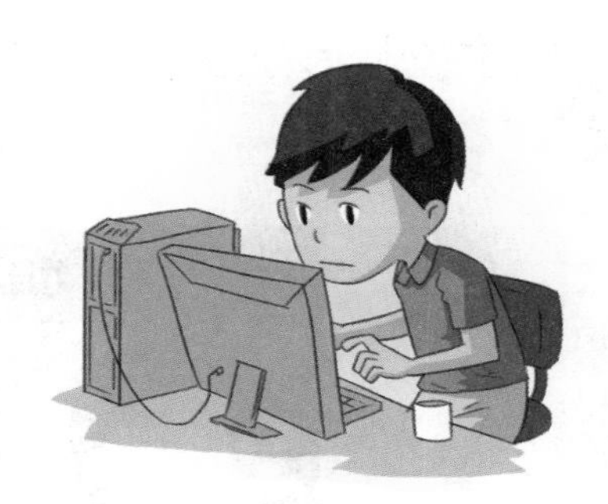
视屏作业人员

193 微波对人体健康有影响吗？

微波辐射即电磁辐射，对人体血液系统、生殖系统、神经系统和免疫系统造成直接伤害，还是造成孕妇流产、不孕、畸胎等病变的诱发因素。过量的电磁辐射直接影响儿童组织发育、骨骼发育、视力，导致肝脏造血功能下降，严重者可导致视网膜脱落。过量的电磁辐射还可使男性性功能

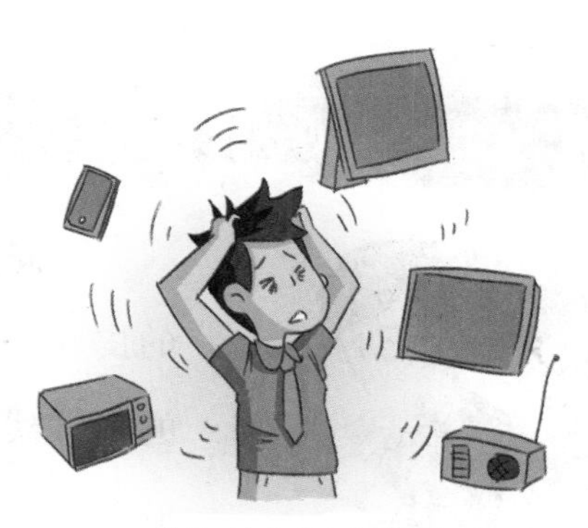
微波对人体健康有影响

下降，女性内分泌紊乱、月经失调。

194 激光对人体可能造成哪些危害？

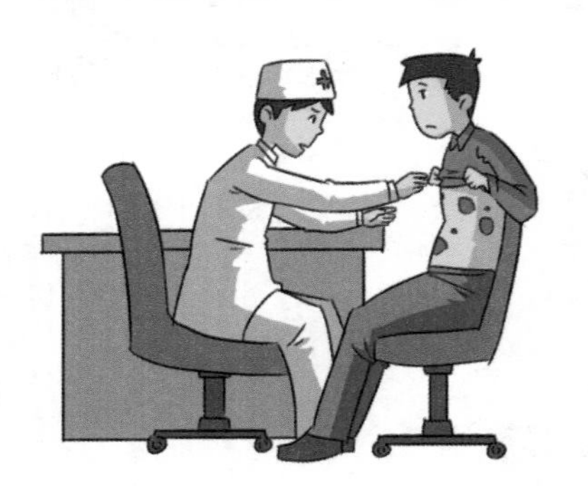

激光辐射造成的眼部伤害主要有由紫外线导致的角膜炎，由可见光导致的视网膜烧伤凝固、穿孔、出血和爆裂，以及由红外线导致的晶状体混浊、角膜凝固等；激光辐射造成的皮肤伤害主要有色素沉着、红斑和水疱等。

195 紫外线的主要健康危害有哪些？

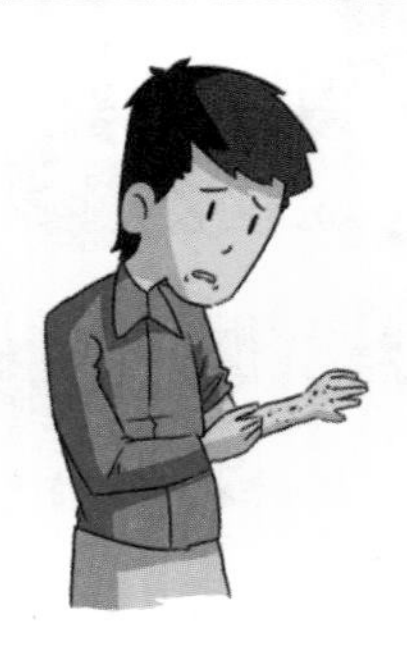

不同波长的紫外线为不同深度的皮肤组织所吸收。波长小于220 nm的紫外线，几乎全部被角化层吸收。波长297 nm的紫外线对皮肤作用最强，可引起红斑反应。过强紫外线照射可发生弥散性红斑，有痒感或烧灼感，并可引起小水疱和水肿。波长在250~320 nm的紫外线可引起急性角膜结膜炎，也可引起眼晶状体病变导致白内障。

196 高处作业是如何界定的？哪些人不宜从事高处作业？

凡在坠落高度基准面2 m以上（含2 m）有可能坠落的高处进行的作业，都称为高处作业。高处作业属危险性作业，高处坠落伤亡事故发生率很高。

我国对从事高处作业的人员有严格的健康要求，如有未控制的高血压、恐高症、癫痫、晕厥、眩晕症，器质性心脏病或各种心律失常，四肢骨关节及运动功能障碍者，不宜从事高处作业。

197 对高原地区工作人员，有哪些健康要求？

在海拔3000 m以上的高原环境中从事作业，统称为高原作业。高原作业属于特种作业环境，对作业人员的健康条件有特殊的要求。有中枢神经系统器质性疾病、器质

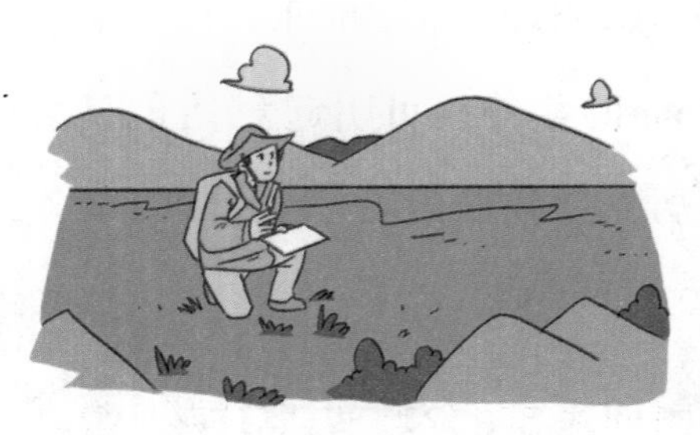
高原地区工作

性心脏病、2级及以上高血压、慢性阻塞性肺病、慢性间质性肺病、伴肺功能损害的疾病、贫血及红细胞增多症均是高原作业的禁忌证。

198 航空作业人员需要做职业健康体检吗?

从事航空职业活动的飞机飞行操作人员、机组人员、乘务人员以及低压舱工作人员均为航空作业人员。航空作业因其特殊的作业方式和作业环境以及对作业人员健康条件的严格要求，故航空作业是特种作业，作业人员在上岗前、在岗期间都应按照《职业健康监护规范》的要求进行职业健康体检。

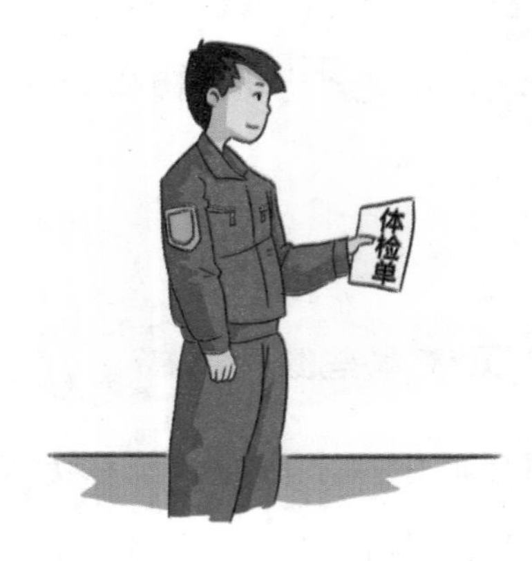

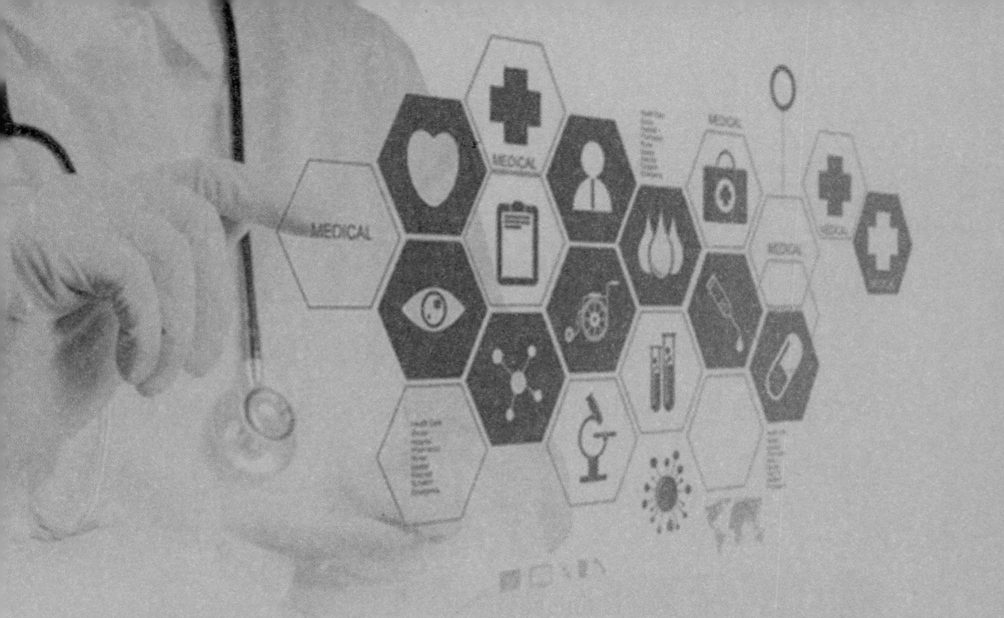

诊断鉴定篇

ZHENDUAN JIANDING PIAN

199 怀疑得了职业病该怎么办?

劳动者可以在用人单位所在地、本人户籍所在地或经常居住地依法承担职业病诊断的医疗卫生机构进行职业病诊断。

200 职业病诊断机构的职责是什么?

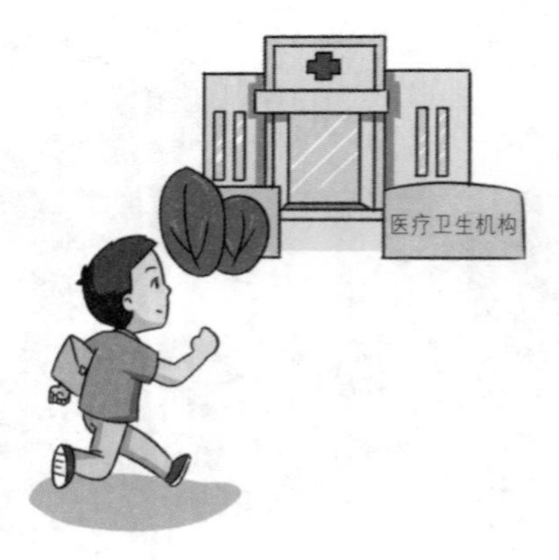

(1)在备案的诊断项目范围内开展职业病诊断。

(2)及时向所在地卫生健康主管部门报告职业病。

(3)按照卫生健康主管部门要求报告职业病诊断工作情况。

(4)承担《职业病防治法》中规定的其他职责。

201 申请诊断职业病时,应提交哪些材料?

职业病诊断需要以下材料:

（1）劳动者职业史和职业病危害接触史（包括在岗时间、工种、岗位、接触的职业病危害因素名称等）。

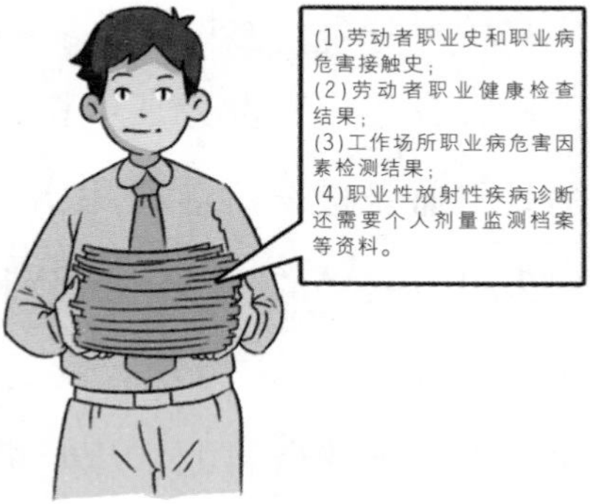

（2）劳动者职业健康检查结果。

（3）工作场所职业病危害因素检测结果。

（4）职业性放射性疾病诊断还需要个人剂量监测档案等资料。

202 如果用人单位拒绝或者无法提供职业病诊断所需资料，该怎么办？

在职业病诊断过程中，用人单位未在规定时间内提供职业病诊断所需材料的，职业病诊断机构可以依法提请卫生健康主管部门督促用人单位提供。经卫生健康主管部门督促，用人单位仍不提供工作场所职业病危害因素检测结果、职业健康监护档案等资料或者提供资料不全的，职业病诊断机构应当结合劳动者的临床表现、辅助检查结果和劳动者的职业史、职业病危害接触史，并参考劳动者自述或工友旁证资料、卫生健康等有关部门提供的日常监督检查信息等，做出职业病诊断结论。劳动者对用人单位提供的工作场所职业病危害因素检测结果等资料有异议，或者因劳动者的用人单位解散、破产，无用人单位提供上述资料的，诊断机构应当依法提请用人单位所在地卫生健康主管部门进行调查，卫生健康主管部门应当自接到申请之日起30日内对存在异议的资料或者工作场所职业病危害因素情况做出判定。

203 职业病的诊断原则是什么?

职业病的诊断是一项政策性和科学性很强的工作，涉及劳保待遇和劳动能力鉴定，关系到国家及患者的切身利益。诊断时应注意以下几方面：

（1）根据国家颁布的职业病诊断标准及有关规定，力求防止误诊、漏诊。

（2）综合分析，由取得职业病诊断资质的诊断医师确诊。

(3)依据详细的职业史及职业危害接触史,结合现场卫生学资料、临床表现及实验室检查结果进行,并排除其他疾病进行诊断。

204 确定职业病必须具备哪五个条件?

(1)劳动者必须与用人单位存在实际上的劳动雇佣关系。

(2)所患疾病必须是在从事职业活动的过程中产生的。

(3)所患疾病必须是因接触职业病危害因素引起的,劳动者接触的职业病危害因素和其所患疾病存在因果关系。

(4)所患疾病必须是国家公布的职业病名单内的,即在《职业病分类和目录》范畴内。

(5)所患疾病必须符合国家职业病诊断标准要求。

205 申请职业病诊断有没有时间限制?

申请职业病诊断没有时间限制,可以在职工离职之前,也可以在职工离职之后,只要相关材料齐全,就可以申请职业病诊断。

206 职业病诊断机构能不能拒绝劳动者的诊断申请？

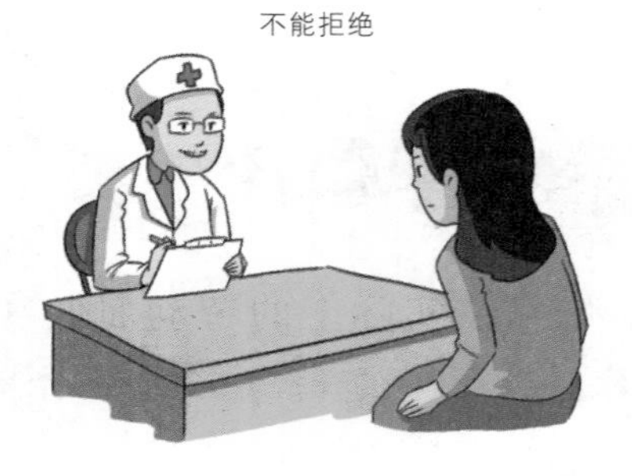

劳动者依法要求进行职业病诊断的，职业病诊断机构不得拒绝劳动者进行职业病诊断的要求，并告知劳动者职业病诊断的程序和所需材料。劳动者应当填写《职业病诊断就诊登记表》，并提供职业病诊断所需的有关资料。

207 职业病诊断机构应该在多长时间内做出诊断结论？

诊断机构应当按照《职业病防治法》《职业病诊断与鉴定管理办法》《职业病分类和目录》和国家职业病诊断标准，依据劳动者的职业史、职业病危害接触史和工作场所职业病危害因素情况、临床表现以及辅助检查结果等，进行综合分析。在材料齐全的情况下，30日内做出诊断结论。

208 职业病诊断结论得出后，当事人能不能重复要求诊断机构进行职业病诊断？

职业病诊断结束后，在发现新证据（新证据是指原职业病诊断过程中未提交或未发现，并且经初步判断可能变更原职业病诊断结论的新的疾病或职业病危害接触史等证据材料）的情况下，职业病诊断机构应当对劳动者提供的新证据材料做出认定并出具诊断结论。

209 职业病诊断证明书包括哪些内容？

根据《职业病诊断与鉴定管理办法》的规定，职业病诊断证明书包括以下内容：

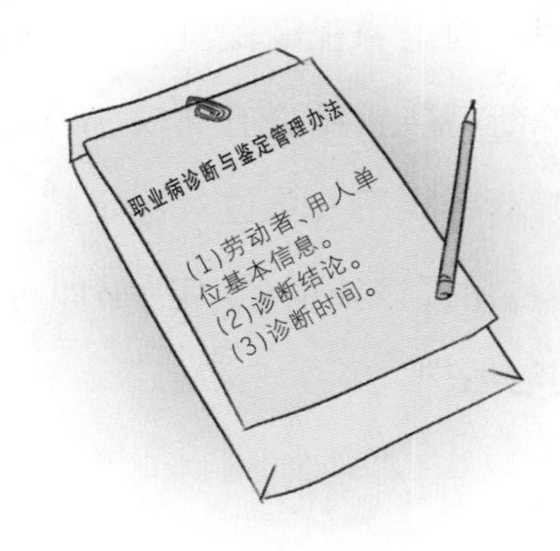

（1）劳动者、用人单位基本信息。

（2）诊断结论［确诊

为职业病的，应当载明职业病的名称、程度(期别)、处理意见]。

(3)诊断时间:《职业病诊断证明书》应由取得职业病诊断资格的执业医师诊断签名，并由职业病诊断机构审核盖章后方为有效。

210 职业病诊断证明书或鉴定书有什么法律作用?

根据《职业病诊断与鉴定管理办法》的相关规定，“依法取得的职业病诊断证书或职业病鉴定书”是认定患职业病为工伤的依据。这里的“依法”包括两层含义:其一，职业病诊断书或鉴定书应由合法的诊断或鉴定机构按照相关规定和程序做出。其二，劳动者或用人单位对职业病诊断(鉴定)结论有异议，应在法定期间内申请重新鉴定，劳动者或用人单位对鉴定结论无异议，或经再鉴定程序终结的，该证明(鉴定)书即可成为社保部门认定工伤的事实依据。

211 用人单位或劳动者对职业病诊断机构的诊断结论有异议，该怎么办？

当事人对职业病诊断机构做出的职业病诊断有异议的，可以在接到职业病诊断证明书之日起30日内，向做出诊断的职业病诊断机构所在地设区的市级卫生健康主管部门申请鉴定，职业病诊断争议由设区的市级以上地方卫生健康主管部门根据当事人的申请组织职业病诊断鉴定委员会进行鉴定。

212 职业病鉴定实行“两级鉴定制”是怎么回事？

当事人对职业病诊断结论不服，可依法向职业病诊断机构所在地设区的市级卫生行政部门申请鉴定，对市级职业病鉴定结论不服的，可依法向原鉴定组织所在地省级卫生健康主管部门申请再鉴定，即一级诊断、两级鉴定，省级鉴定为最终鉴定。

213 职业病鉴定有没有时间限制?

当事人在接到职业病诊断证明书之日起30日内可以申请鉴定，当事人对设区的市级职业病诊断鉴定委员会的鉴定结论不服的，在接到职业病诊断鉴定书之日起15日内，可以向原鉴定机构所在地省级卫生行政部门申请再鉴定。

214 职业病鉴定应提交哪些材料?

当事人申请职业病鉴定时，应当提供以下资料：

（1）职业病鉴定申请书。

（2）职业病诊断证明书，申请省级鉴定的还应当提交市级职业病鉴定书。

（3）卫生行政部门要求提供的其他有关资料。

215 职业病鉴定有哪些流程?

（1）当事人提出鉴定申请并提交《职业病鉴定申请书》。

（2）鉴定办事机构收到《职业病鉴定申请书》后出具《职业病鉴定资料提交通知书》。

（3）当事人如实提交职业病鉴定所需的资料或者书面陈述。

（4）符合受理条件的发给《职业病鉴定受理通知书》。

（5）抽取鉴定专家，召开鉴定会。

（6）出具《职业病诊断鉴定书》。

（7）当事人领取《职业病诊断鉴定书》。

216 做出职业病鉴定结论需要多长时间?

职业病鉴定办事机构应当在受理鉴定申请之日起40日内组织鉴定、形成鉴定结论，并出具职业病鉴定书。

217 什么是工作相关疾病?

除了法定职业病外，还有工作相关疾病。工作相关疾病指多因素相关的疾病，与工作有联系。如职业紧张、职业工效学等方面的职业危害因素，目前未纳入职业病危害因素。特别是由于工作压力大、竞争激烈等因素造成的职业紧张问题，在我国职业人群中日益严峻。“过劳死”频见报道，呈现年轻化的趋势，已经严重地影响到我国职业人群的身心健康和社会稳定。

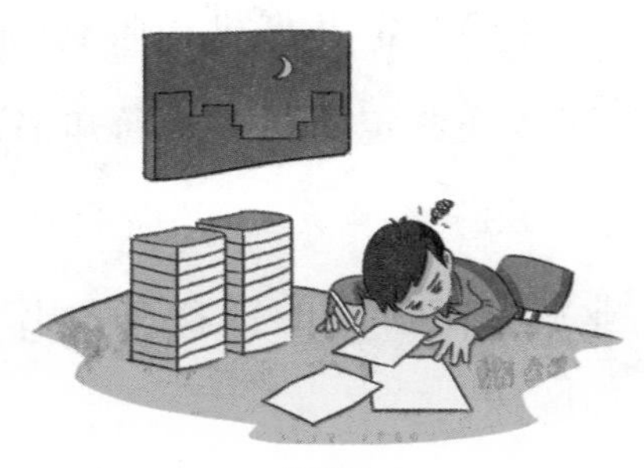

过劳死

218 颈椎病是不是职业病?

颈椎病是一种以退行性病理改变为基础的疾患，是伏案作业等工作过程中造成的工作相关疾病。职业病是指企业、事业单位和个体经济组织等用人单位的劳动者在职业活动中，因接触粉尘、放射性物质和其他有毒、有害因素而引起

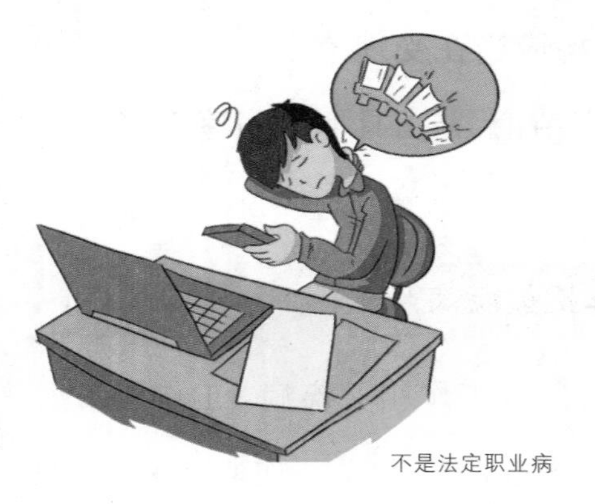

不是法定职业病

的疾病。颈椎病不在《职业病分类和目录》中，不是法定职业病。

219 教师患咽喉炎是不是职业病？

教师患咽喉炎是多种因素引起的疾病，较多教师患有咽喉炎是工作过程中长期授课造成的，是工作过程中造成的工作相关疾病。

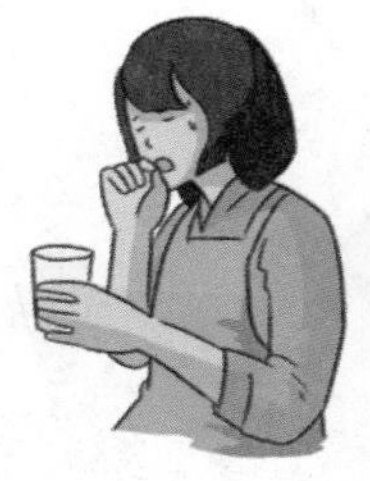
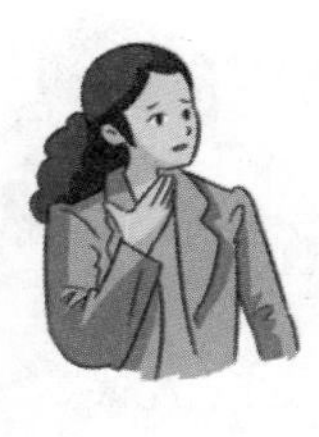

不是法定职业病

该疾病不在《职业病分类和目录》中，不是法定职业病。

220 驾驶员常有消化道疾病，是职业病吗？

驾驶员由于用餐时间不固定，饮食不规律，极易导致

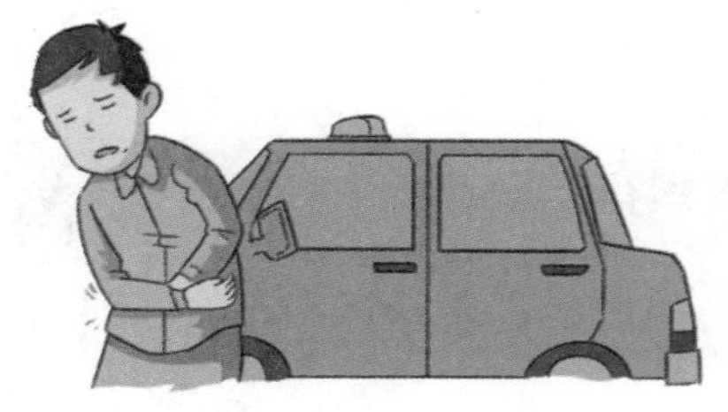

不是法定职业病

消化道疾病，是工作过程中造成的工作相关疾病。该疾病不在《职业病分类和目录》中，不是法定职业病。

221 机关工作人员有无职业病?

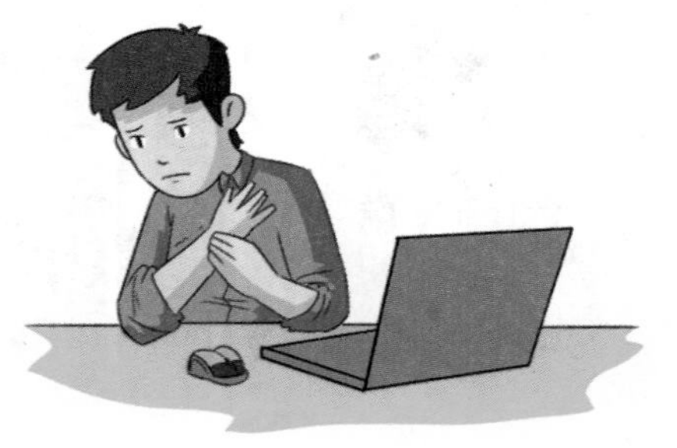
"鼠标手"不是法定职业病

机关工作人员的作业场所以室内办公为主，工作方式为伏案作业等。长期的伏案作业通常会使其患颈椎病、腰椎病及"鼠标手"等。这些疾病是一种以退行性病理改变为基础的疾患，而不是因接触粉尘、放射性物质和其他有毒、有害因素而引起的疾病，故不是职业病。同时该疾病不在《职业病分类和目录》中，不是法定职业病。

222 警察有无职业病?

人民警察在从事人类免疫缺陷病毒（HIV）感染者或艾滋病患者的管理等活动中，有可能造成HIV意外感染，意外接触24小时内检测HIV抗体为阴性，发生职业接触之后6个月内HIV抗体转为阳性的接触者，为职业接触感染。所患艾滋病为法定职业病。

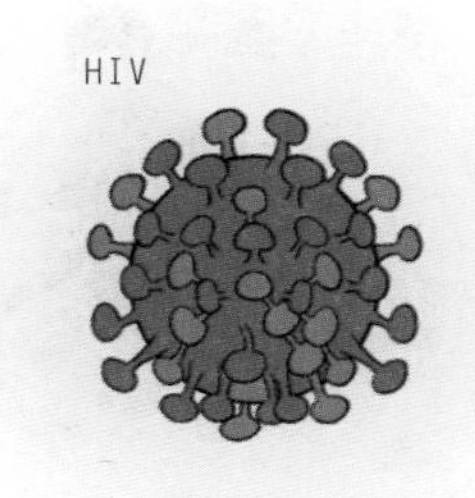

警察感染艾滋病病毒属于职业病

223 医护人员有没有职业病?

医护人员在医疗护理过程中接触病毒所引起的艾滋病，为医护人员的法定职业病。

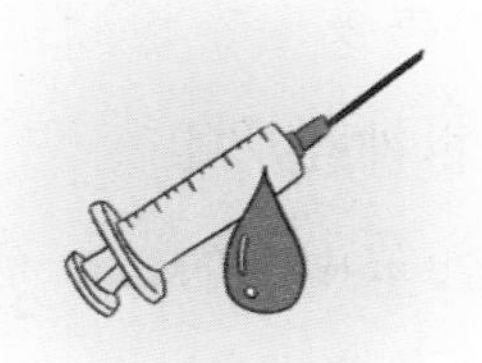
护理过程中接触病毒所引起的艾滋病为职业病

224 马路清洁工、快递员会不会患职业病?

马路清洁工、快递员也有可能患职业病，他们在高温季节工作时有患职业性中暑的风险。

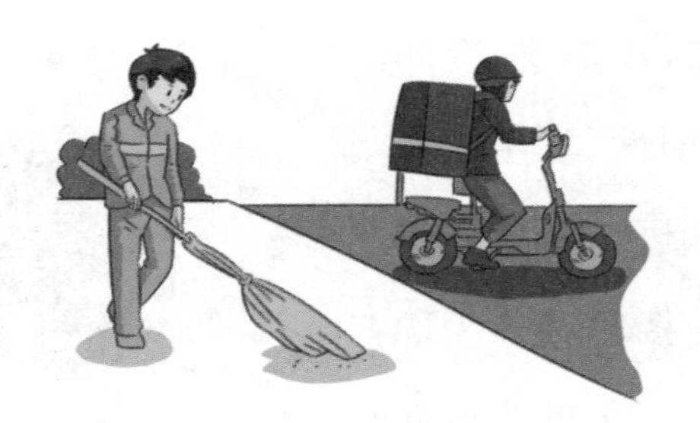

225 苯中毒如何做职业病诊断?

急性苯中毒的诊断是根据短期内吸入大量高浓度苯蒸气,以意识障碍为主的临床表现。结合现场职业卫生学调查,参考实验室检测指标,综合分析,排除其他疾病引起的中枢神经功能改变,方可诊断。

慢性苯中毒的诊断是根据较长时期密切接触苯的职业史,以造血系统损害为主的临床表现,结合实验室检测指标和现场职业卫生学调查,综合分析,排除其他原因引起的血常规、骨髓象改变,方可诊断。

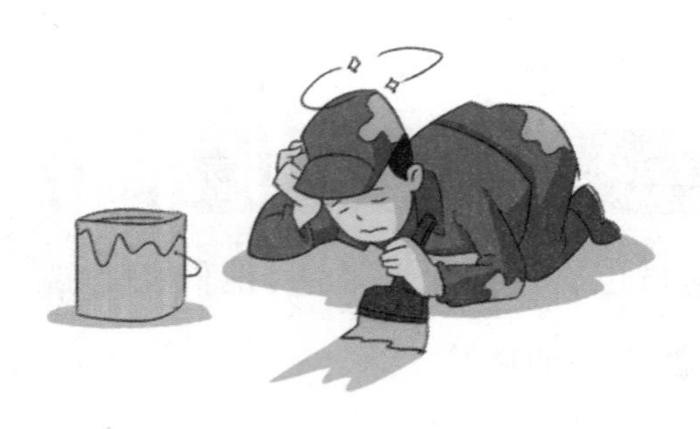

226 尘肺病诊断的主要依据是什么?

尘肺病的诊断根据可靠的生产性粉尘接触史，以技术质量合格的高千伏X线后前位胸片或数字化摄影(DR)后前位胸片表现为主要依据,结合工作场所职业卫生学、尘肺流行病学调查资料和职业健康监护资料，参考临床表现和实验室检查,排除其他肺部类似疾病,对照国家尘肺诊断标准片,做出尘肺病的诊断和分期。

227 在职业病诊断机构申请尘肺病诊断时,职业病诊断机构告知过半年后重新拍片后再诊断,为什么?

按照《职业性尘肺病的诊断》(GBZ70—2015)的有关规定,目前诊断尘肺病主要依据X线胸片。尘肺病在X线胸片中的影像学改变是一个渐变的过程，只有依据动态系列胸片方可排除其他疾病的影像学干扰，为尘肺病的诊断提供可靠的依据。通常情况下必须依据两张以上的动态胸片方可做出诊断。

228 在某些临床医院看病时已经被诊断为职业病，而到职业病诊断机构未被确诊为职业病，这是怎么回事？该怎么办？

职业病诊断是一项严肃、严谨而又相当复杂的过程。普通临床医院的医生在诊疗活动中怀疑劳动者健康损害可能与其所从事的职业有关时，应当及时告知劳动者到职业病诊断机构进行职业病诊断，是医生的职责所系，并不代表其结论的必然性和正确性。如果当事人对职业病诊断机构的诊断结果仍有异议时，可以依照有关规定申请职业病鉴定。

229 跟工友从事同样的工作，工龄也差不多，工友被诊断得了职业病，而自己却没有被确诊，怎么办？

患职业病必然跟从事的工作中接触职业病危害因素有关，但是并不意味着工作中接触职业病危害因素就一定会得职业病。绝大多数的职业病危害因素所致职业病的发病率并不是很高，这与工作中接触的职业病危害因素的强度、浓度、个人防护措施以及个体差异有很大关系。有工友患职业病,说明这种职业病危害因素的危害现实存在,一方面在工作中一定要加强个人防护;另一方面,要定期进行职业健康体检,加强职业健康监护。一旦发现健康损害可能与职业有关,一定要及时脱离有职业病危害因素的作业环境,及时就诊,积极治疗,并依医嘱申请职业病诊断。

230 职业病和工伤之间的关系如何?

工伤是工作伤害的简称,亦称职业伤害,是指在生产劳动过程中,由于外部因素直接作用而引起机体组织的突发性意外损伤。职业病是指企业、事业单位和个体经济组织的劳动者在职业活动中,因接触粉尘、放射性物质和其他有毒、有害物质等因素而引起的疾病。职业病属于工伤,但工伤不都是职业病。

231 劳动能力鉴定机构应在几天内做出鉴定结论？

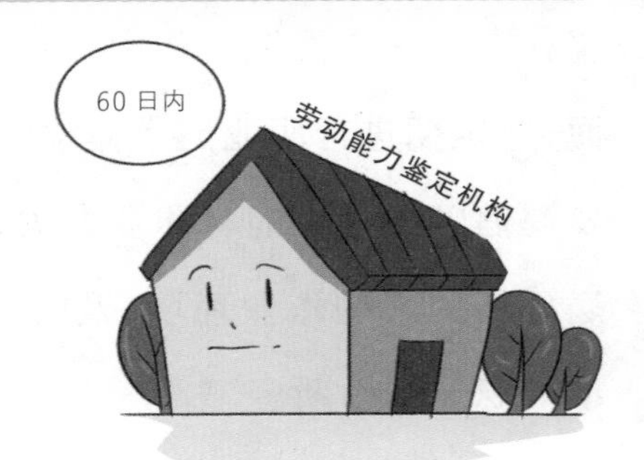

劳动能力鉴定机构一般在收到劳动能力鉴定申请之日起60日内做出鉴定结论。必要时，时限可以延长30日。

232 申请工伤认定的期限是多久？

根据《工伤保险条例》规定，职工被诊断、鉴定为职业病，所在单位应当自事故伤害发生之日或者被诊断、鉴定为职业病之日起30日内，向统筹地区社会保险行政部门提出工伤认定申请。遇有特殊情况，经报社会保险行政部门同意，申请时限可以适当延长。

用人单位未按规定提出工伤认定申请的，工伤职工或者其近亲属、工会组织在事故伤害发生之日或者被诊断、鉴定为职业病之日起1年内，可以直接向用人单位所在地统筹地区社会保险行政部门提出工伤认定申请。

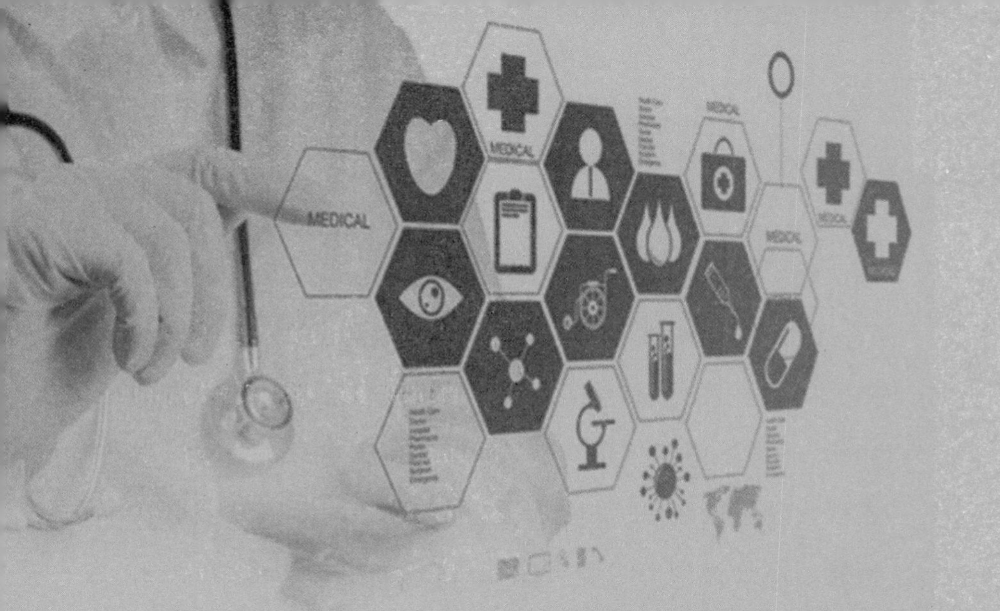

治疗康复篇

ZHILIAO KANGFU PIAN

233 尘肺病有什么临床表现?

由于粉尘性质、暴露剂量和个体差异等因素，不同种类、不同程度的尘肺病表现有所不同。轻症尘肺病患者的症状，通常是由于气道疾病，而非尘肺病本身所致。患者表现为呼吸困难，活动时加重，可以伴随间断咳嗽、咳痰、胸痛。部分类型的尘肺病发展缓慢，如电焊工尘肺、铸工尘肺、水泥工尘肺、煤工尘肺等。上述尘肺病在1期或2期时，肺功能仍可能维持在正常范围。急性、急进性矽肺，以及矽肺3期患者往往出现劳力性呼吸困难，严重影响生活质量，甚至导致呼吸衰竭和死亡。

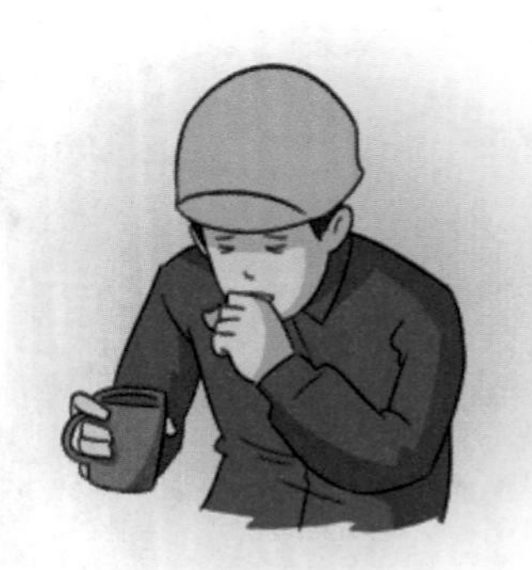

234 尘肺病的治疗原则是什么?

尘肺病患者应及时调离粉尘作业岗位，并根据病情需要进行综合治疗，积极预防和治疗肺结核及其他并发症，减轻临床症状，延缓病情进展，延长患者寿命，提高生活质量。基础治疗有营养支持、运动康复和氧疗；病因治疗有肺灌洗治疗；抗纤维化治疗有粉防己碱、克矽平、哌喹（又称抗矽14号）、磷酸羟基哌喹（又称抗矽1号）、柠檬酸铝及中医治疗、免疫调节、抗非特异性炎症治疗、抗纤维化药物的联合治疗、外科治疗等。

235 尘肺病可以根治吗?

尘肺病目前尚无特效治疗药及根治方法，我国学者多年来研究了一些矽肺治疗药物，在临床应用中观察到可以减轻症状、延缓病情进展，但确切疗效尚有待继续观察和评估。在用药治疗的同时应积极对症治疗，预防并发症，增强营养，生活规律，进行适当的体育锻炼。

236 尘肺病的并发症有哪些?

尘肺病死因构成比在呼吸系统并发症中占首位，其中主要是肺结核和气胸；心血管疾病占第二位，主要是慢性肺源性心脏病。尘肺病的并发症有：

（1）呼吸系统感染：主要是肺内感染，也是尘肺病最常见的并发症。

（2）气胸：边缘性泡性肺气肿的破裂是尘肺病并发气胸的主要原因。

（3）慢性肺源性心脏病。

（4）呼吸衰竭。

（5）肺结核。

（6）少见的并发症有发音障碍、声音嘶哑、中叶综合征、膈肌麻痹、纵隔气肿、上腔静脉综合征等。

237 肺灌洗治疗是怎么回事？

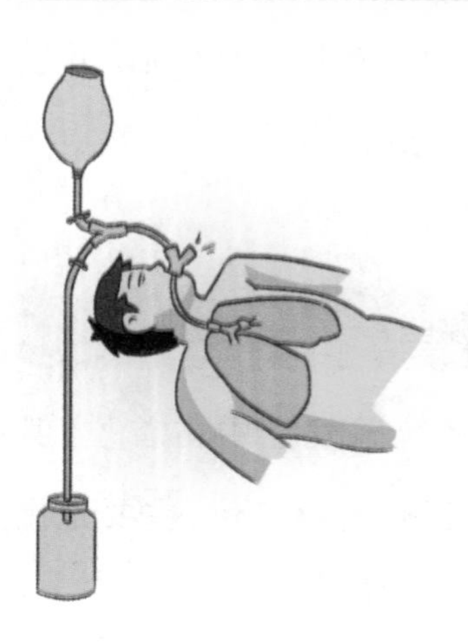

肺灌洗是针对尘肺病始终存在着粉尘和巨噬细胞性肺炎而采取的治疗措施。如能早期肺灌洗排出肺泡内沉积的粉尘和大量的能分泌致纤维化介质的尘细胞，可以改善症状。

238 肺灌洗治疗应注意哪些事项?

肺灌洗后1周内应注意休息、保暖、预防感冒；为巩固疗效，应避免剧烈运动，生活规律，减少辛辣刺激性食物摄入，增强免疫力，禁烟酒；尘肺病患者肺灌洗后原则上不能再接尘；半年或1年后复查胸片和肺功能。

239 尘肺病患者为什么要进行康复治疗?

对于尘肺，无论病理解剖和肺功能损害均为不可逆改变，但是通过康复医疗，仍然可以增强机体免疫力，延缓疾病发展，减轻症状，改善肺功能。

240 尘肺病患者如何进行全身康复锻炼?

尘肺病患者不宜从事重体力劳动，应多进行户外有氧运动，如慢跑、打太极拳、气功、骑自行车等，对增加活动能力、提高生命质量有帮助。

对于尘肺病患者来说，呼吸功能锻炼显得尤为重要。现代康复医学认为有效的呼吸训练不仅可增加胸廓活动，协调各呼吸肌功能，还可增加肺活量和吸氧量，从而改善全身状况。

结合临床经验与患者需求，根据尘肺病患者本身的疾病特点，制定一套相对科学的呼吸操。本套呼吸操包括热身运动、缩唇呼吸、腹式呼吸、全身运动及整理运动。争取做到每一动作到位，以达到做操的最佳效果；整套做操时间为 20~30分钟。

241 尘肺病呼吸康复包括哪些内容?

（1）缩唇呼吸：缩唇呼吸是指吸气时用鼻子，呼气时嘴呈缩唇状（如吹口哨）施加一些抵抗，慢慢呼气的方法。此方法可通过增加气道阻力来避免外周小气道提前塌陷闭合，有利于肺泡内气体排出，有助于下一次吸气时吸入更多的新鲜空气，在增加吸气量和肺泡换气的同时，使二氧化碳排出增多，缓

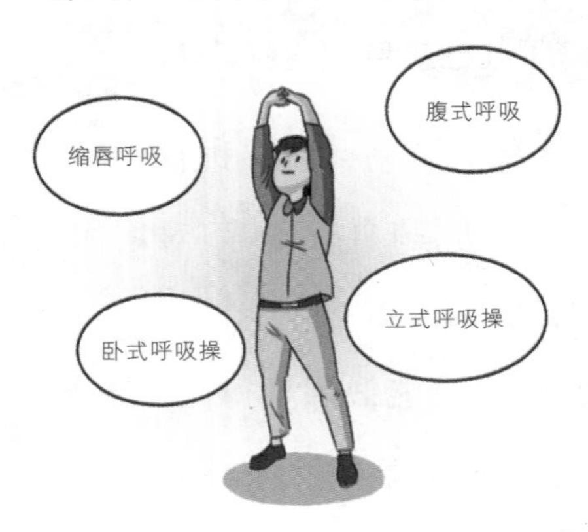

解病情，改善肺功能。

1）协助患者取舒适放松体位，经鼻深吸气。

2）呼气时缩唇微闭，类似于吹口哨的嘴形，缓慢呼气4~6秒，吸气和呼气时间比为1∶2或1∶3。

3）可与吹蜡烛火苗结合练习，距蜡烛的距离从20 cm开始，逐次延长距离至90 cm，并逐渐延长练习时间。

4）每日2次，每次10~20分钟，每分钟7~8次。

（2）腹式呼吸：腹式呼吸又称膈式呼吸，是指吸气时让腹部凸起、呼气时腹部凹陷的呼吸法，主要是靠腹肌和膈肌收缩来进行，关键在于协调膈肌和腹肌在呼吸运动中的活动。腹式呼吸能够增加膈肌的活动范围，而膈肌的运动直接影响肺的通气量。研究证明：膈肌每下降1 cm，肺通气量可增加250~300 ml。坚持腹式呼吸半年，可使膈肌活动范围增加4 cm，这对于肺功能的改善大有好处，是肺通气障碍患者的重要康复手段之一。

1）协助患者取立位或半坐位，两膝半屈使腹肌放松，一只手放于腹部，另一只手放于胸部。

2）用鼻缓慢深吸气，膈肌松弛，尽力将腹部挺出。

3）缓慢呼气，腹肌收缩，腹部下凹。

4）每日2次，每次10~15分钟。

（3）卧式呼吸操：卧式呼吸操主要是通过扩展胸部、肺部呼吸来改善和增强肺功能。

1）仰卧，两手握拳在肘关节处屈伸5~10次，平静深呼吸5~10次。

2）两臂交替向前上方伸出，自然呼吸5~10次；两腿交替在膝关节处屈伸5~10次。

3）两腿屈膝、双臂上举外展并深吸气，两臂放回体侧时呼气，做5~10次。

4）口哨式呼气：先用鼻吸气一大口，用唇呈吹口哨状用力呼气，做5~10次。

5）腹部呼吸，两腿屈膝，一只手放在胸部，另一只手放在腹部，吸气时腹壁隆起，呼气时腹壁收缩，做5~10次。

（4）立式呼吸操：

1）长呼气：身体正直站立，全身肌肉放松，用鼻吸气，用口呼气。先练呼气深长，直至把气呼尽，然后自然吸气。吸气要求有入小腹感，吸气和呼气时间比为1：2或1：3，以不头昏为度。为了增加通气量，宜取慢而深的中吸，一般以每分钟16次左右为宜。

2）动力呼吸：立位，两臂向身旁放下，身体稍向前倾呼气，两臂逐渐上举吸气。

3）抱胸呼吸：立位，两臂在胸前交叉后缩胸部，身体向前倾，呼气。两臂逐渐上举，扩张胸部，吸气。

4）压腹呼吸：立位，双手叉腰，拇指朝后，其余四指压住上腹部，身体向前倾，呼气；两臂逐渐上举，吸气。

5）抱膝呼吸：立位，一腿向腹部弯曲，以双手环抱屈腿，以膝压腹时呼气，还原时吸气。

6）下蹲呼吸：立位，两足并拢，身体前倾下蹲，双手抱膝呼气，还原时吸气。

7）屈腰呼吸：立位，两臂腹前交叉，向前屈腰时呼气，上身还原两臂向双侧分开时吸气。

以上各节每种练10~20次，每节中间可穿插自然呼吸30秒，全部结束后原地踏步数分钟，前后摆动双手，踢腿，放松四肢关节。

242 呼吸操对尘肺患者的好处有哪些？

呼吸操是一种有利于调节人体各系统的健身操。能

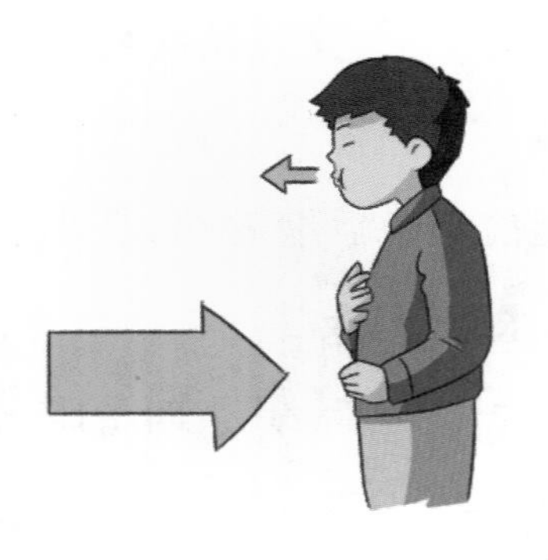

有效调节人体五脏六腑，达到增进健康的目的。呼吸操可以增加呼吸肌的肌力和耐力，减轻呼吸困难，提高活动能力，预防呼吸肌疲劳和呼吸衰竭的发生，尤其有助于呼吸系统疾病患者康复。呼吸操包括缩唇呼吸、腹式呼吸、卧式呼吸操、立式呼吸操等，耐心坚持，对于肺功能的改善大有好处，是肺通气障碍患者的重要康复手段之一。呼吸操的要点：深吸气后慢慢吐气。

243 尘肺病患者如何健康饮食？

尘肺病患者应增加优质蛋白质和富含钙的食物摄入量，从而补充患者的身体消耗。要增加人体的免疫功能，

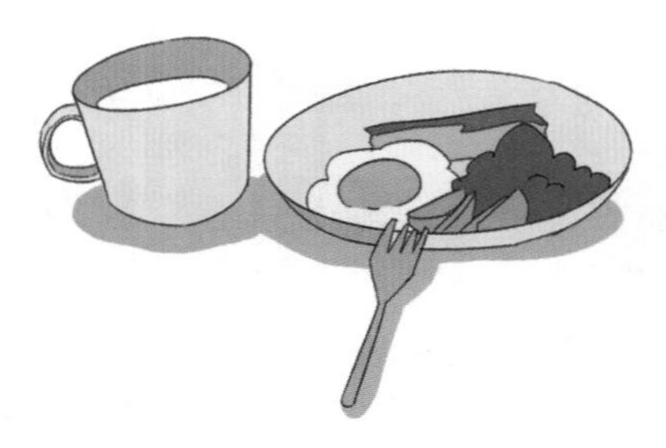

多吃些瘦肉、牛奶、鸡蛋、鱼、豆制品、排骨等。多吃猪血和黑木耳，这是中国民间传统的防

尘保健食品。多吃新鲜蔬菜和水果，补充维生素A、维生素B、维生素C、维生素D等非常重要，可以吃蘑菇、萝卜、菠菜、芹菜等食物。另外应戒烟、忌酒，禁食辛辣刺激性食物。

244 中暑是职业病吗?

中暑是指长时间暴露在高温环境引起机体体温调节功能紊乱的一组临床综合征，以高热、皮肤干燥和中枢神经系统症状为主要特征。在高温环境中，如果出现头昏、头痛、口渴、多汗、全身疲乏、心悸、注意力不集中、动作不协调等情况，要特别注意，可能出现了中暑先兆。

245 中暑患者应如何救治?

一旦发生中暑，需要迅速让患者脱离高温的场所，转移到通风阴凉处休息。迅速给予患者降温措施，如冰袋物理降温或药物降温。应将重症中暑患者尽快送往

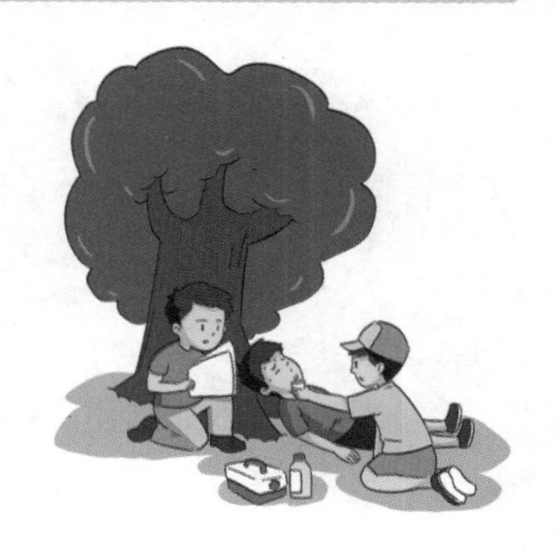

医院进行救治。

炎炎夏日，要关注天气预报，注意高温预警，做好中暑的预防。午后太阳直射气温最高时，应避免露天作业，减少外出，尤其是儿童、孕妇、老人和体弱罹患慢性病的人群。如需外出时，打伞或戴遮阳帽能部分地减少阳光直射。在炎热的天气，还要多饮水，注意劳逸结合。多喝淡盐水，饮用消暑饮料，注意通风、及时散热，避免过度劳累，保证充足睡眠，常备的药品有风油精、十滴水、人丹等。

246 戴耳机会带来听力损伤吗?

长时间、大音量地使用耳机，容易引发耳鸣，并且会对听力造成不可逆的严重损害。连续8小时接触85 dB以上声音或连续15分钟接触100 dB即为不安全声级。要保护听力，应尽量用音响外放听音乐，其次是使用降噪功能好的耳机。使用耳机每次不超过30分钟，每天不超

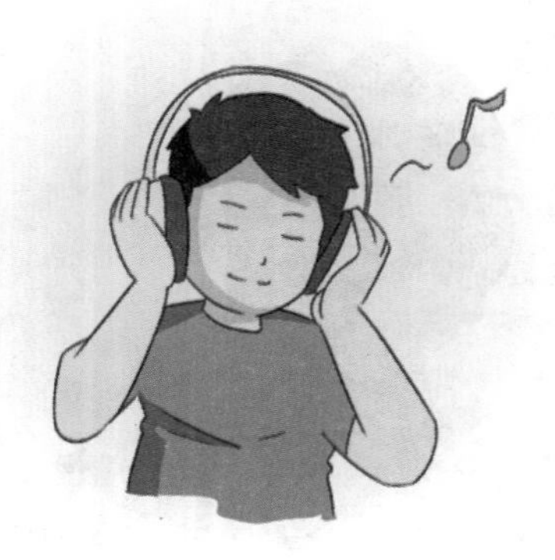

过3小时。音量要控制在安静环境中的适量大小。不可在噪声大的地方用耳塞，比如公交车上、飞机上、健身房里等，你会不知不觉将音量开大，使听力受损。

247 职业性噪声聋有哪些临床特点？

开始接触噪声时，听觉稍呈迟钝，若离开噪声环境，数分钟后听力即可恢复，此现象称为听觉适应。若在持久强烈的噪声作用下，听觉明显迟钝，经数小时后听力才能恢复，此时称之为听觉疲劳。如果再进一步接受噪声刺激，则可导致听力损伤，不易自行恢复。职业性噪声聋为感音神经性聋，听力曲线表现为在4000 Hz处出现“V”形下陷，双耳高频听阈下降，伴有语频的下降，且高频的下降高于语频的下降。

248 患上职业性噪声聋有没有治疗方法？

（1）药物治疗：多在排除或治疗原发疾病的同时，尽可能及早选用可扩张内耳血管，降低血液黏稠度和溶解小血栓的糖皮质激素、B族维生素、能量合剂等药物，必

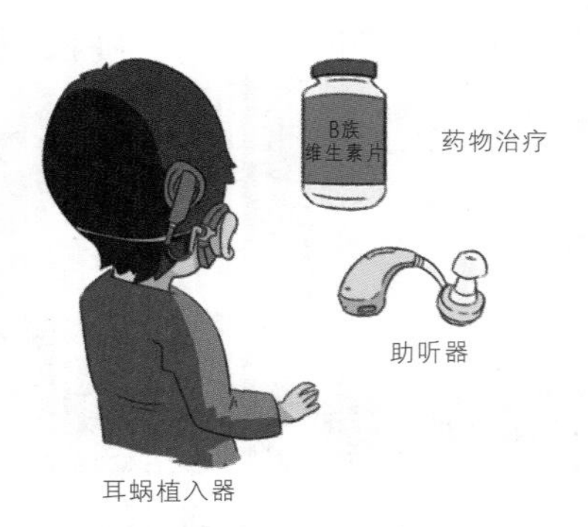

要时可应用抗病毒及抗细菌药物。

（2）助听器：是一种帮助耳聋患者听取声音的扩音装置。语频平均听力损失在35~80 dB者均可使用，听力损失在60 dB左右效果最好。

（3）耳蜗植入器：又称电子耳蜗，是目前帮助极重度耳聋患者获得听力、保持言语功能的良好工具。

249 苯中毒是怎么发生的?

苯是一种常见而且重要的化工原料，广泛用于制造苯乙烯、染料、药物、农药、炸药，还可用于油漆、油墨、树脂、人造革、粘胶等。从事上述作业的人员都有可能接触苯，应高度预防苯中毒。

苯主要经呼吸道吸入，也可经皮肤和消化道吸收。短时间吸入高浓度苯蒸气，可导致急性中毒，主要损害中枢神经系统，表现为头晕、头痛、恶心、呕吐、步态不稳等醉酒样状态，严重者可出现烦躁不安、昏迷、抽搐、血压下降，极严重者因呼吸中枢麻痹而死亡。较长时间接触苯可致慢性苯中毒，患者常伴有头晕、头痛、乏力、失眠、记忆力减退等表现。造血系统损害会引起白细胞减少、再生障碍性贫血、骨髓增生异常综合征及各种类型的白血病。

250 急性苯中毒如何处理?

（1）应立即脱离中毒现场，将中毒者移至空气新鲜、环境安静处，脱去污染的衣物。

（2）给予精神安慰，克服紧张情绪，保证患者绝对卧床休息，防止过分躁动。

（3）苯溅入眼内，应立即用清水彻底冲洗。

（4）及时去医院就诊。

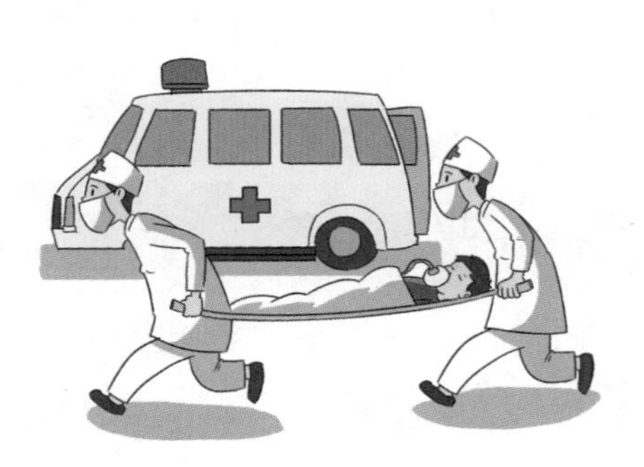

251 慢性苯中毒如何处理?

(1)若常有头晕、头痛、乏力、失眠、记忆力减退等症状,或容易感染并有出血倾向,需要尽快去医院就诊。

(2)慢性苯中毒无特效解毒药,一经确诊,即应调离接触苯及其他有毒物质的工作。

252 慢性铅中毒有哪些临床表现?

慢性铅中毒表现有神经、消化、血液等系统的综合征。如神经衰弱综合征、周围神经病,严重者出现中毒性脑病;口内金属味,食欲减退,恶心、腹胀、腹隐痛和便秘等,重者出现腹绞痛;血液系统症状有贫血;少数可出现肾损害。女性月经失调、流产、早产、不孕;男性精子数目减少、活动度减弱及畸形精子增多等。

253 铅中毒如何治疗?

口服含铅化合物不久者应先催吐,用清水或1%的硫酸镁或硫酸钠洗胃,可服用牛奶或蛋清,并导泻。中毒患者宜根据具体情况，使用金属络合剂驱铅治疗，如依地酸钙钠、二巯丁二酸钠等注射或二巯丁二酸口服，辅以对症治疗。对重症者可采用血液透析疗法。

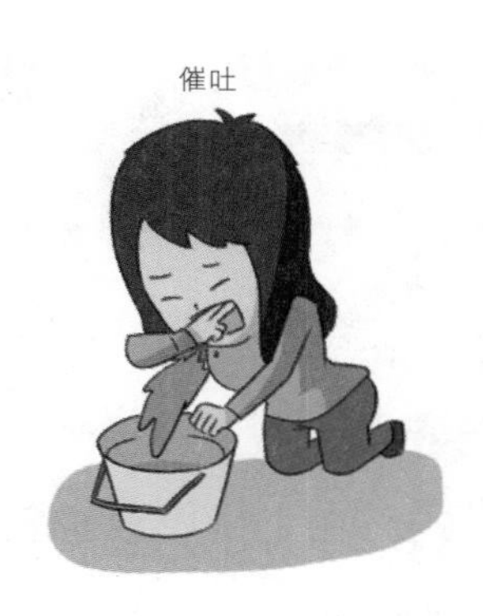

254 汞中毒是怎么回事？

汞，又称水银。常温下是唯一的液态金属，易蒸发，气温越高，蒸发越快。金属汞主要以蒸气形式经呼吸道进入体内，不易通过完整的消化道吸收，但汞的化合物可以通过消化道吸收，完整的皮肤基本上不吸收汞，在皮肤破损及溃烂的情况下对汞或其化合物吸收量会较多。

汞中毒后会影响全身多个器官，可以出现全身的表现，如头晕、头痛、震颤、口腔-齿龈炎及神经衰弱等，还可以出现呼吸系统、消化系统、泌尿系统、神经系统及皮肤的症状。

255 如何预防和治疗职业性汞中毒?

日常生产过程中发生急慢性汞中毒多见于汞法炼金、鎏金等操作及照明灯及仪表温度计生产。预防措施为禁止使用对人体及环境危害极大的汞法炼金等操作方式。在工作中改进工艺,加强防护,并按照规定进行定期的职业病健康检查,一旦发现汞中毒,应立即停止原岗位工作,及时就医。

256 生活中的汞中毒如何处理?

生活中汞中毒其实并不少见，多见于不慎将大量汞遗撒到生活空间而未及时清理;应用偏方、土方中药治疗牛皮癣、湿疹等疾病;用假冒伪劣的祛斑美容化妆品等,这些偏方、化妆品中均含有一定量的汞。

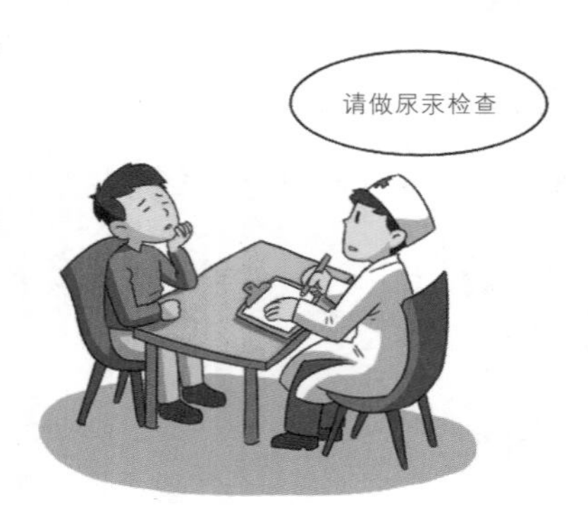

有下列症状中的一项或多项者，即应考虑到汞中毒：①有不明原因的失眠、头晕、乏力、记忆力下

降；②有不明原因的反复口腔溃疡、口腔炎；③有不明原因的四肢关节、肌肉疼痛，四肢震颤；④有不明原因的肾脏损伤，如蛋白尿等；⑤有不明原因的突发的情绪性格的改变等。

打碎水银体温计或水银血压计时，应尽快收集散落的水银颗粒放置在盛有水的塑料瓶内，密封后送至相关回收机构。室内环境尽量保持通风换气。服用偏方者或美白化妆品使用者，如果有汞接触史，同时又有上述症状且反复不愈者，建议到专科医院检测尿汞。目前通常使用的排汞药物有二巯丙磺酸钠等，排汞效果比较肯定。

257 汞中毒治疗时应注意什么?

（1）休息：急性期绝对卧床休息，对慢性中毒有精神症状者采取保护性措施，避免不良刺激。

（2）饮食：口腔糜烂、吞咽困难者应禁食，病情好转后采用鼻饲，少用糖；对严重肾功能损害者，限制蛋白质、水钠摄入，避免刺激性食物；慢性中毒者进食宜选择易消化、无刺激软食。

（3）驱汞治疗中，禁烟酒、浓茶或过咸食物，注意休息。口服金属汞中毒者可多进食牛奶、蛋清以保护胃黏膜，勤变换体位以促使毒物排出。

（4）口腔溃疡者注意口腔卫生，饭后睡前漱口。

（5）保持皮肤清洁卫生，出现红肿时酌情湿冷敷，发生瘙痒、红斑丘疹、水疱、溃烂时不宜搔抓，勤洗澡，勤更换衣服。

应用解毒剂后注意有无头痛、恶心、肌肉痉挛、心率加快、血压升高、视物模糊等。如有以上症状及时告知医生。

258 食用工业盐会中毒吗?

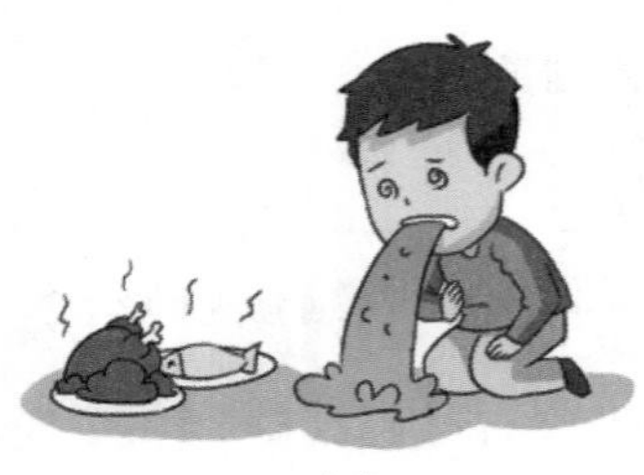

中毒

工业盐通常特指亚硝酸盐，工业盐中含有亚硝酸盐，当人体摄入0.3~0.5 g亚硝酸盐，即可引起急性中毒，3 g即可置人于死地。一旦中毒会引发头晕、头胀、耳鸣，全身无力，手脚发麻，并会有恶心、呕吐、腹泻、发绀、心悸、血压下降、呼吸困难等症状，严重时发生抽搐、昏迷，如抢救不及时，或摄入量过多，就会呼吸循环衰竭而死亡。在日常生活中，我们只要在正规途径购买食用盐，就能避免亚硝酸盐中毒。在遇到“工业盐”时弄清楚成分，也能轻松识别有毒与否。发生中毒时，应及时让患者吸氧，给予亚甲蓝解毒治疗。

259 一氧化碳中毒危险吗？

一氧化碳中毒是含碳物质燃烧不完全的产物经呼吸道吸入引起的中毒。随着取暖方式的改变，人们对供暖需求的多样化及日常生活方式的复杂化，蜂窝煤、煤块取暖方式已渐渐被管道取暖方式所替代。燃烧天然气、天然气泄漏引起一氧化碳中毒的概率增多。一氧化碳中毒机制是一氧化碳与血红蛋白的亲和力比氧与血红蛋白的亲和力高200~300倍，其严重程度与碳氧血红蛋白的饱和度呈比例关系。一氧化碳对全身的组织细胞均有毒性作用，尤其对大脑皮质的影响最为严重。轻者表现为头痛、无力、眩晕、劳动时呼吸困难，中毒患者口唇呈樱桃红色，可有恶心、呕吐、意识模糊、虚脱或昏迷；重者呈深昏迷，伴有高热、四肢肌张力增强、阵发性或强直性阵挛，患者多有脑水肿、肺水肿和心肌损害、心律失常和呼吸抑制，可造成死亡。

260 一氧化碳中毒如何施救?

（1）院前急救：转移患者到空气新鲜处，解开衣领，保持呼吸道畅通，将昏迷患者摆成侧卧位，避免呕吐物误吸。

（2）现场氧疗：利用现场准备的吸氧装置，立即给予氧疗。“氧”作为一种药物，其应用像任何其他药物一样，应有明确的指征。急性一氧化碳中毒（ACOP）现场氧疗的原则是高流量、高浓度。吸氧装置有鼻导管给氧和面罩给氧、呼吸机、便携式高压氧舱等。

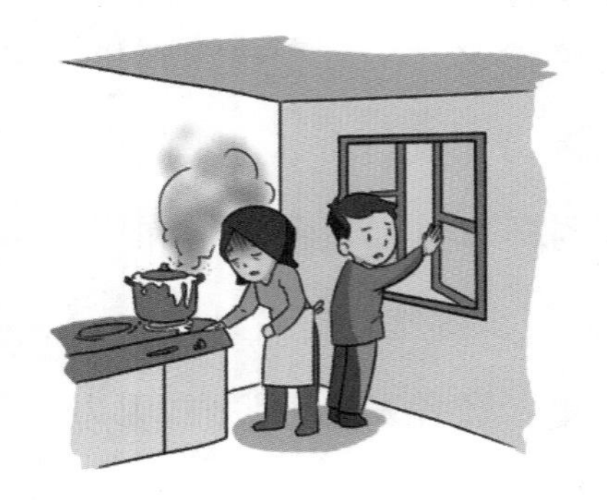

（3）早期抢救治疗：

首先应是高流量、高浓度补氧和积极的支持治疗，包括气道管理、血压支持、稳定心血管系统、纠正酸碱平衡和水电解质平衡失调，合理脱水、纠正肺水肿和脑水肿，改善全身缺氧所致主要脏器脑、心、肺、肾等器官功能失调。当持续严重低氧血症，经吸痰、吸氧等积极处理低氧血症不能改善时，应及时行气管插管。

261 “百草枯”是什么？

百草枯是一种全球使用最广泛的除草剂及脱叶剂。由于百草枯进入土壤很快失活，对环境无污染性。因此作为农业大国，我国是百草枯最大的生产国及使用国。百草枯原液无色、无味，商用多为20%溶液。为防止误服及减少吸收，加入了着色剂、臭味剂及致吐剂，呈墨绿色。成人口服致死计量是5~15 ml。百草枯经过消化道（主要是小肠）吸收，肺和肌肉作为毒物储存库，

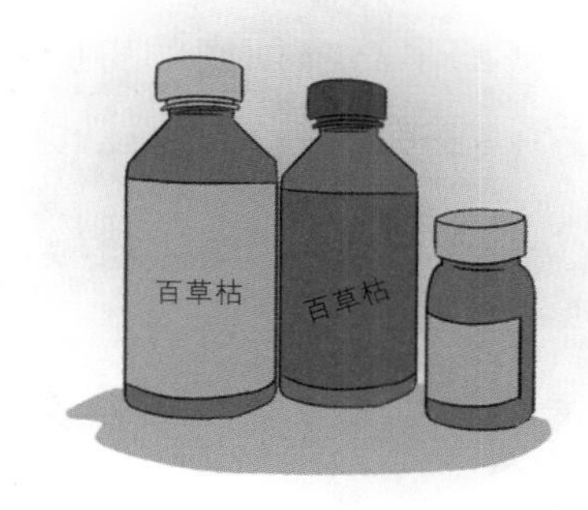

同时也对肾脏产生明显的损害，全身的毒性损伤也更为严重。服毒早期可以没有明显的症状，少数人可以有口腔黏膜刺激、恶心、呕吐，因此很多人错过了早期黄金治疗期。超过致死量，患者可出现早期急性肺损伤或急性呼吸窘迫综合征，后期肺间质纤维化、呼吸衰竭的表现，同时合并多器官功能衰竭导致死亡，死亡率大于90%，目前无特效治疗。服毒量较少的前提下，采用尽早洗胃、导泻、吸附等消化道净化及服毒2小时内血液净化治疗，可增加患者的生存率。

262 百草枯中毒如何治疗?

（1）至今尚无公认的特效解毒药，治疗仍以综合支持治疗为主。

（2）早、快、彻底的胃肠道净化。

（3）及早进行血液净化。

（4）合理应用糖皮质激素和相关药物。

（5）合理进行氧疗。

263 “笑气”真的会让你笑吗?

“笑气”学名一氧化二氮，是一种无色有甜味的气体，因能使人产生幻觉和欣快感并发笑而被称为“笑气”。“笑气”最主要的用途是在医学上，它一般被当作一种吸入性麻醉剂。目前最广泛的用途是给饮料增添气泡以增强口感，不少咖啡、奶茶中会添加，也常被用在奶油发泡上。吸食“笑气”过多会导致急、慢性的笑气中毒症状频繁出现。

笑气中毒分为急性和慢性两种，前者主要表现为急性缺氧窒息、急性肺水肿，而慢性则主要表现为神经系统损害。笑气滥用中毒所致神经系统损害主要发生在有接触史的青年，一般亚急性或慢性起病，表现为周围神经以及脊髓病变，可伴有精神症状、认知功能下降、椎体外系症状、小脑症状等。本病治疗的关键在于停止接触笑气和补充维生素B_{12}，大多数患者经维生素B_{12}治疗后症状好转或不再恶化。患者的预后取决于损害的程度。

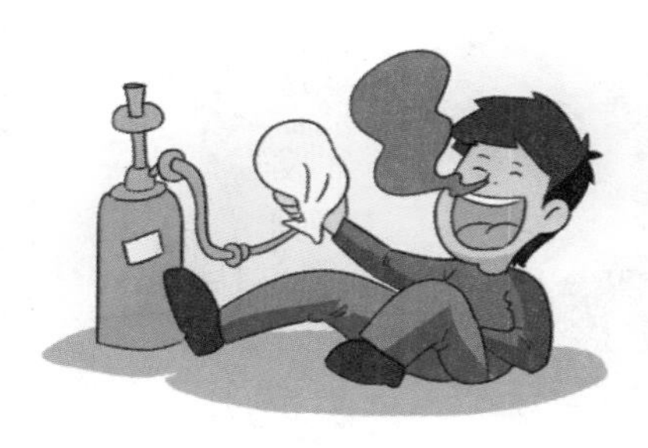

吸入“笑气”

“笑气”并不能让你真正开心，短暂的快感换来的是身体的残疾。年轻人应增强自制力，抵制诱惑，切勿贪图一时新鲜吸食“笑气”，最终害了自己。

264 “铊”中毒为什么会脱发?

铊中毒后10天左右开始出现脱发，起初为斑秃，以后逐渐发展为全秃。皮肤也可出现干燥脱屑并伴有皮疹出现。慢性中毒者早期仅有轻度神经衰弱症状，口感有金属味，呼吸有酸臭味，四肢无力、下肢麻木、食欲不振，伴有腹泻腹痛。随后出现慢性脱发，开始为斑秃，以后逐渐发展为全秃。脱发前头发有瘙痒的灼热感。视力减退，严重者视物模糊不清，甚至失明。

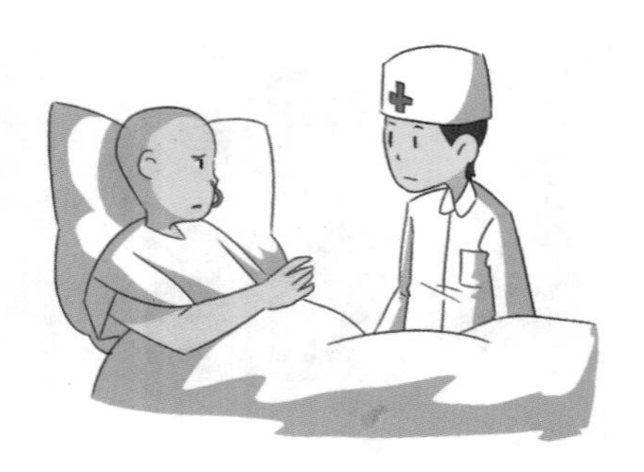

由于铊中毒发病慢，症状隐匿，故发病初期往往容易忽视真正的原因。若不能及时确诊，铊可致患者出现不可逆性神经系统损伤，严重者致残，

甚至致死。若患者脱发症状明显，伴神经系统或消化系统症状时，需高度警惕铊中毒，及时去专科医院就诊，进行毒物检测和治疗。

265 何为“布鲁菌病”？

布鲁菌病亦称地中海弛张热，系由布鲁菌所致的人兽共患性全身感染病，其临床特点为长期发热、多汗、关节痛及肝脾肿大等。羊在国内为主要传染源，其次为牛和猪。牧民接羔为主要传染途径，兽医为病畜接生也极易感染。此外，剥牛羊皮、剪打羊毛、挤乳、切病毒肉、屠宰病畜、儿童玩羊等均可受染，病菌从接触处的破损皮肤进入人体。进食染菌的生乳、乳制品和未煮沸病畜肉类时，病菌可自消化道进入体内。此外，病菌也可通过呼吸道黏膜、眼结膜和性器官黏膜而发生感染。人群对布鲁菌普遍易感，全年均可发病。本病临床表现变化多端，就个别患者而言，其临床表现可以很简单，仅表现为局部脓肿，或很复杂而表现为几个脏器和系统同时受累。

266 “布鲁菌病”如何防治?

布鲁菌病这么严重,我们要如何进行预防呢?

(1)生食和熟食分开使用厨具,不吃不清洁的食物,饭前洗手,不喝生水。

(2)各类奶及奶制品须经消毒处理后食用,煮沸和巴氏消毒法都能有效地杀灭病菌。

(3)不要进食未熟透的牛羊肉,可以采用把牛羊肉切小块并用炖煮的烹调方式减少布鲁菌的传播。

(4) 养殖户要加强牲畜检验, 严格病畜的隔离和处理,做好个人防护。在接触病畜时应做好防护,如穿戴工作服、口罩、帽子、防护服、乳胶手套及胶鞋等。

(5)免疫接种。家畜粪便要经无害化处理,保护水源以防止被病畜排泄物污染。

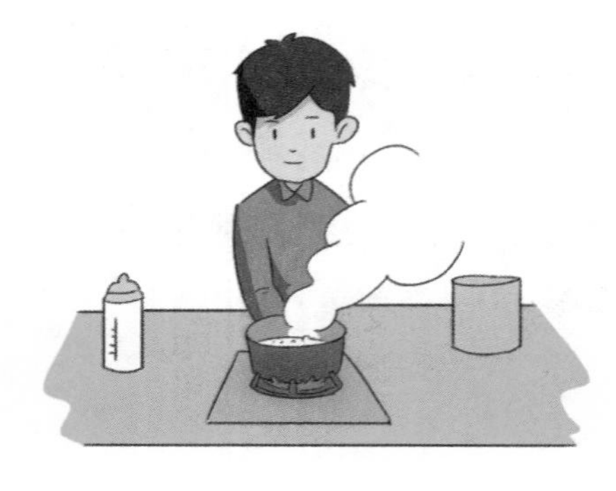

(6)疫区或高危人群提高自我防护意识,改变不良的生产、生活方式。

(7)布鲁菌病的治疗需要依靠多种敏感抗生

素联合使用,给予对症治疗。

267 职业性肿瘤有哪些?

我国政府将8种职业性肿瘤列为法定职业病:石棉所致肺癌、间皮瘤,联苯胺所致膀胱癌,苯所致白血病,氯甲醚所致肺癌,砷所致肺癌、皮肤癌,氯乙烯所致肝血管瘤,焦炉工人肺癌,铬酸盐制造业工人肺癌。

268 职业性肿瘤的多发部位在哪?

职业性肿瘤有比较固定的多发部位或范围,多发生于与致癌物接触机会最多、作用最强烈或对某些致癌物有特别亲和性的部位。皮肤和肺是致癌物进入机体的主要途径和直接作用的器官,故职业性肿瘤多见于皮肤和呼吸系统。职业性肿瘤也可以发生在非接触部位,如皮肤接触芳香胺类物质,却诱发膀胱癌。同时致癌物也可以引起多部位的癌症,如砷可以导致肺癌,也可引起皮肤癌。还有少数致癌物引起癌症的范围很广,如放射性物质可引起白血病、肺癌、皮肤癌、骨肉瘤等。

269 患上职业性肿瘤就是得了“不治之症”吗?

职业性肿瘤和非职业性肿瘤在病变发展过程和临床症状上没有差异。但职业性肿瘤有它特定的部位,职业性肿瘤致病因素比较清楚,可以采取有效的对策来预防,其主要手段为:识别、鉴定、严格控制与管理职业性致癌因素,对接触者进行定期医学监护,筛选高危人群,并通过制定法规保证其实施;生产环境中的致癌性职业因素应定期监测,使其浓度或强度控制在国家职业卫生标准规定以下。定期体检、早期发现,及时诊断治疗等第二级预防是已被证明行之有效的措施,应明确规定为职业性肿瘤因素接触者的预防制度。若检查出患有职业性肿瘤,应及时使用肿瘤分型综合治疗,职业性肿瘤并非“不治之症”。

270 哪些职业因素可以导致职业性白内障?

(1)中毒性白内障:最常见的致病因素为三硝基甲苯,接触萘、铊、二硝基酚等也可以导致眼晶状体损伤。

(2)非电离辐射性白内障:主要有微波、红外线、紫外线所致白内障。

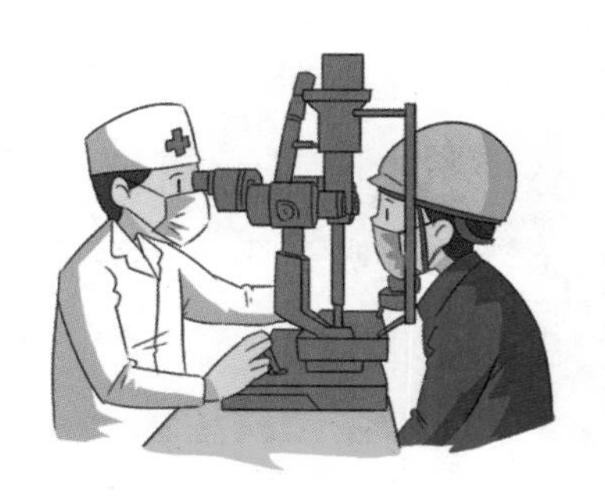

（3）电离性白内障：主要指辐射性白内障。

（4）电击性白内障：检修带电电路、电器，或因电器绝缘性能降低所致漏电等电流接触体表后发生的电击而造成的眼晶状体混浊。

271 职业性白内障该怎么治疗？

职业性白内障按常规治疗处理，如晶状体大部混浊或完全混浊，可施行白内障摘除及人工晶状体植入术。

272 弹棉花匠会不会得职业病？

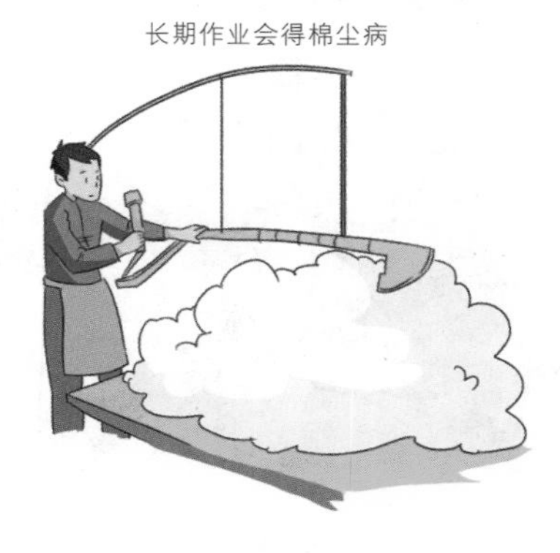
长期作业会得棉尘病

长期接触棉花、亚麻等植物性粉尘作业引起的棉尘病，如纺织、弹棉、制毡、制绒等，不包括初次接触棉麻等植物性粉尘引起的“棉纺热”及“织布工咳”。棉尘病是由于长期吸入棉、麻等植物性粉尘所引起的，具有特征性的胸部紧束感和/或胸闷、气短等症状，并有急性通气功能下降的呼吸道阻塞性疾病。气短和呼吸困难是棉尘病标志性症状。

棉尘病一经确诊，应立即脱离棉尘作业，治疗应积极降低气道高反应性，积极给予支气管舒张剂、吸氧等对症治疗。

273 导致过敏性肺炎的常见职业危害有哪些？

过敏性肺炎是易感个体反复吸入各种具有抗原性的有机粉尘、低分子量化学物质后诱发的，主要通过细胞免疫和体液免疫介导的肺部炎症反应性疾病。急性过敏性肺炎于接触抗原数小时后出现症状：有发热、干咳、呼吸困难、胸痛及发绀，胸部影像学检查显示双肺间质浸润性炎症改变，慢性可迁延数月及数年，逐渐出现持续进行性发展的呼吸困难，胸部影

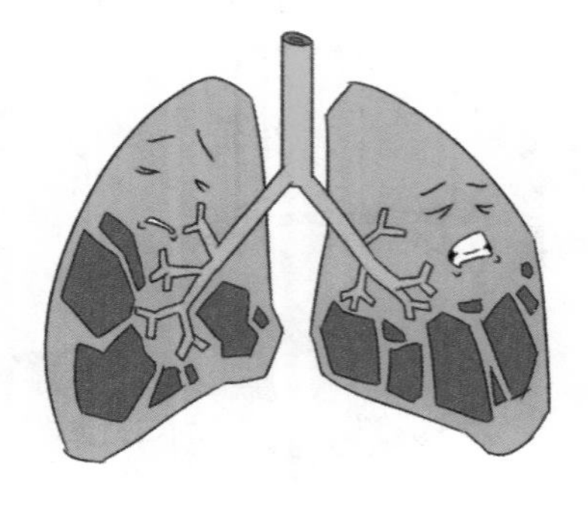

像学检查有肺间质纤维化改变。过敏性肺炎患者需注意选择适当蛋白质饮食、忌辛辣刺激饮食，应脱离过敏源，调离原岗位工作，治疗上以吸氧、适当给予糖皮质激素等为主。

274 职业性皮肤病有哪些？

《中华人民共和国国家职业卫生标准》GBZ18—2013中，将职业性皮肤病分为14种临床类型：

（1）职业性皮炎：包括接触性皮炎、光接触性皮炎、电光性皮炎、药疹样皮炎。

（2）职业性皮肤色素变化：包括职业性黑变病、职业性白斑。

（3）职业性痤疮。

（4）职业性皮肤溃疡。

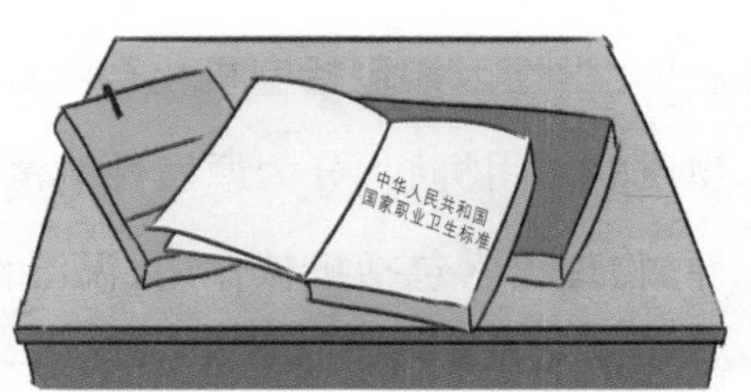

（5）职业性接触性荨麻疹。

（6）职业性皮肤癌。

(7)职业性感染性皮肤病。

(8)职业性疣赘。

(9)职业性角化过度、皲裂。

(10)职业性痒疹。

(11)职业性浸渍、糜烂。

(12)职业性毛发改变。

(13)职业性指甲改变。

(14)其他职业性皮肤病:如皮肤瘙痒症等。

275 职业性皮肤病如何正确就诊?

职业性皮肤病是指在职业活动中因接触化学、物理、生物等生产性有害因素而引起的皮肤及其附属器的疾病。化学性因素包括有机化合物和无机化合物,根据化学物质的作用机制,分为原发性刺激物、致敏物和光敏物三种。物理因素包括机械作用、温湿作用、照射作用等。生物性因素主要见于农、林、牧、渔等行业工种,生物性因素分为植物因素和动物因素。

若皮肤发病部位始于接触部位,临床表现符合常见的职业性皮肤病类型，工作过程中接触致皮肤病的有害因素，必要时行皮肤斑贴试验检查或其他特殊检查、皮肤组织病理学检查等，参考现场职业卫生学调查和同工种发病情况，排除非职业性因素引起的皮肤疾病，可考虑诊断职业性皮肤病。

276 常见灭鼠药有哪些？

灭鼠药是指可以杀灭啮齿类动物（如鼠类）的化合物。

（1）按灭鼠药起效急缓：可以分为急性灭鼠药和慢性灭鼠药。

1）急性灭鼠药：鼠食后24小时内致死，包括毒鼠强（化学名为四亚甲基二砜四胺）和氟乙酰胺。

2）慢性灭鼠药：鼠食后数天内致死，包括抗凝血类敌鼠钠盐和灭鼠灵即华法林等。

（2）按灭鼠药的毒理

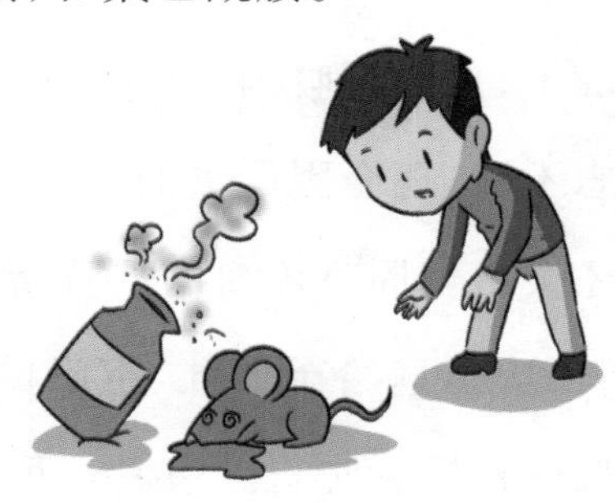
灭鼠药

作用，可分为抗凝血类灭鼠药、兴奋中枢神经系统类灭鼠药。第一代抗凝血高毒灭鼠药有灭鼠灵、克灭鼠、敌鼠钠盐、氯敌鼠，第二代抗凝血剧毒灭鼠药有溴鼠隆和溴敌隆；兴奋中枢神经系统类灭鼠药如毒鼠强、氟乙酰胺和氟乙酸钠。

（3）其他类灭鼠药：有增加毛细血管通透性的药物安妥（ANTU）；抑制烟酰胺代谢药杀鼠优 ；有机磷酸酯类毒鼠磷；无机磷类杀鼠剂磷化锌；维生素B_6拮抗剂鼠立死。

277 鼠药中毒怎么办？

鼠药中毒时，轻者会出现头晕、恶心、呕吐、头痛、腹痛、腹泻等情况，严重时还会出现心悸、胸闷、气短、周身麻木，伴随呼吸困难，患者还会有抽搐、口吐白沫、意识神志不清，还会因严重的抽搐而导致呼吸衰竭或死亡，患者还会出现周身出血的严重情况。如果发现患者鼠药中毒时，应迅速给予催吐、抠喉的方式进行洗胃，迅速送往医院进行插管洗胃，患者还可以应用如硫酸镁或甘露醇进行灌肠，然后可以应用导泻的方式清除体内残留的鼠药。另外，可以应用注射用维生素K作为老鼠药的对症解毒药和拮抗剂。如果严重的鼠药中毒导致肝肾功能不全时，可以通过应用连续性血液净化的方式给予解毒。

278 常见有机磷农药有哪些?

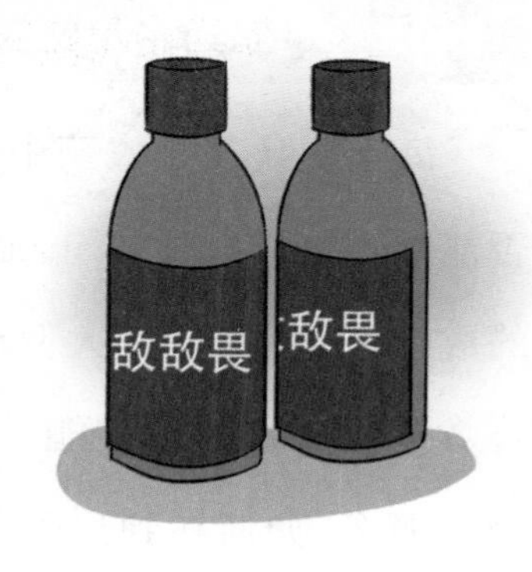

有机磷农药是目前我国农业应用广泛的杀虫剂。按毒性大小分为剧毒类：甲拌磷（3911）、内吸磷（1059）、对硫磷（1605）；高毒类：甲基对硫磷、氧乐果、敌敌畏；中度毒类：乐果、敌百虫、碘依可酯；低毒类：马拉硫磷等。

279 有机磷农药中毒通常有哪些症状?

（1）毒蕈碱样症状：食欲不振、恶心、呕吐、腹痛、腹泻、瞳孔缩小、视物模糊、多汗、流涎、支气管痉挛、呼吸困难、发绀等。

（2）烟碱样症状：震颤、抽搐、肌无力、心率加快、血压上升等。

（3）中枢神经系统症状：眩晕、头痛、疲倦无力、烦躁不安、发热、失眠、震颤、精神恍惚、言语不清、惊厥、昏迷等。

280 农药中毒的“三招”自救法是什么?

每年夏秋都是农药中毒的高发季节。农药中毒后，是否能够在来院前采取正确的自救方法，直接关系到抢救的成功率。然而在广大偏远地区，农民普遍缺乏中毒后的自救常识，导致很多能救、可救的患者失去了救治的机会。那么，如何在到达医院前实施有效的自救措施，为抢救赢得宝贵时间呢？为您支上保命的“三招”。

（1）第一招：现场急救，防止毒素继续入侵人体。误吸和皮肤接触农药的患者，应自己或在家人的帮助下远离中毒现场，在通风良好的地方，立即脱去被农药污染的衣服，用清水反复清洗被农药污染的头、面、颈和四肢的皮肤褶皱、指甲缝等处，并大量饮水促进排泄。误服有机磷农药的患者应立即饮入200~300 ml水，并用手指或筷子深入口腔内，刺激咽部进行催吐处理，尽量排出胃内的毒物，如此反复至少十次，直至吐出物澄清、无味为止，从而减少有毒物质的吸收。误服百草枯的患者应立即灌入加热消毒后的泥浆水或蒙脱石散，再进行催吐处理，百草枯与土壤成分结合后迅速钝化，对人体伤害随之降低。

（2）第二招：就近洗胃、导泻，防止毒素进一步吸收。由于农药进入人体后会被胃黏膜吸收，前期的催吐处理不能保证有毒物质完全被排出体外，必须要尽快洗胃，清除胃中未被吸收的有毒物质，阻止有毒物质进入小肠。洗胃必须及早进行，若服毒时间超过4~6个小时，毒物已完全进入肠道，洗胃也就失去意义。由于胃部不断蠕动，会造成一部分有毒物质进入小肠，所以此时还要进行导泻处理，使进入肠道的毒物迅速排出，减少肠内吸收。

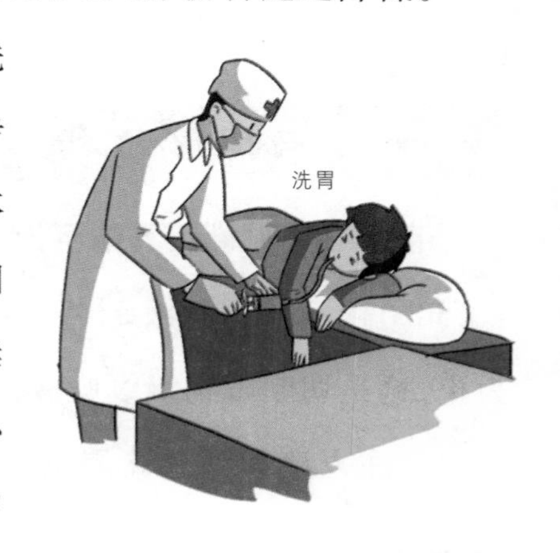
洗胃

（3）第三招：血液灌流，彻底清除残留毒素。这是最重要的一个环节，同时也是保障患者生命的最关键一步。由于有毒物质进入血液后，通过血液的流动到达全身各处，使全身的脏器尤其是肝脏和肺受到不同程度的损害。另外，如果有毒物质处理不干净会给患者留下一些后遗症，严重的会危及生命。血液灌流技术是将血液引出体外，通过过滤装备清除血液中的毒素，进行全身性的排毒。

281 有机磷农药院内急救措施有哪些?

用2%~3%的碳酸氢钠溶液（敌百虫忌用）、生理盐水、1：5000高锰酸钾溶液，及时、反复、彻底洗胃，直至洗清为止，这是切断毒物继续吸收的最有效方法。洗胃后，可经胃管注入硫酸镁或硫酸钠30~50g导泻，或用肥皂水灌肠，以清除肠道内的毒物。治疗重度中毒患者则需血液灌流、血液透析及血浆置换等，可有效清除血液中或组织中释放的有

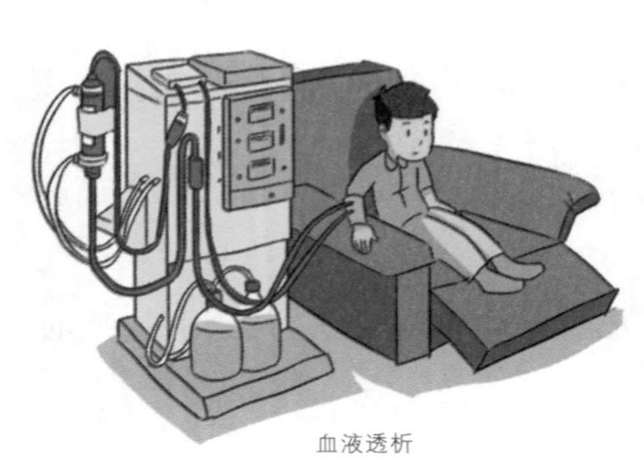
血液透析

机磷农药，提高治愈率。急救使用的药物有阿托品、解磷定、长托宁等，并防治并发症如呼吸衰竭、肺水肿、脑水肿、中毒性心肌损害。

282 排铅有何小妙招？

铅是一种具有神经毒性的重金属元素，它广泛地存在于生活中，如汽车废气、玩具、文具、残留有农药的蔬果等中，而孕妇和儿童是最容易发生铅中毒的人群，特别是孕妇吸收的铅90%会通过胎盘传输给胎儿。在胎儿脑发育成熟过程中，过量的铅会扰乱神经系统的正常发育，致使胎儿发育迟缓，情况严重的会导致流产、死胎、残疾儿出生或儿童智力低下，后果不堪设想。如果血铅含量超标，就要在医生的指导下进行排铅治疗，但未经检查前，千万不要盲目服用药物，以免有副作用。

（1）多吃促进排铅的食物，如猕猴桃、胡萝卜、虾皮、牛奶、木耳、绿豆、绿茶、动物肝脏等。

（2）少吃或不吃高铅饮食，如松花蛋、爆米花、彩色糖果和劣质的罐头饮料等；蔬菜、水果食用前一定要洗净，能去皮的尽量去皮，以防残留农药中的铅。

还要注意卫生，勤剪指甲多洗手，饭前换掉工作服；少用化妆品，尤其不要用美白类化妆品；最好不要去空气污染严重的公共场所，尤其不要在交通繁忙区和工业生产区逗留；孕前不要住在新装修的房子里，室内少用煤，少吸香烟和二手烟，不要用含铅涂料及油漆粉刷装修房子。

283 出现哪些症状可能提示中毒？

突然出现发绀、呕吐、昏迷、惊厥、呼吸困难、休克等原因不明的患者，应想到急性中毒的可能。

原因不明的贫血、白细胞减少、血小板减少、周围神经麻痹、肝损害患者，也要考虑中毒的可能。

284 急性中毒的急救原则是什么？

（1）立即脱离中毒现场。

（2）有心跳、呼吸骤停者，先行心肺脑复苏。

（3）详询病史，迅速确定诊断，估计中毒程度。

（4）尽快排出尚未吸收的毒物，阻止毒物的进一步吸收。

（5）对已被吸收的毒物，需尽快选择有效药物中和毒素，促进排泄。

（6）积极进行支持疗法，纠正体液、酸碱失衡和电解质紊乱等，保护重要脏器功能。

285 能否对中毒昏迷状态的患者进行催吐?

中毒者处于昏迷、惊厥状态时，相对不能催吐，以免因呕吐物进入气管窒息导致生命危险。

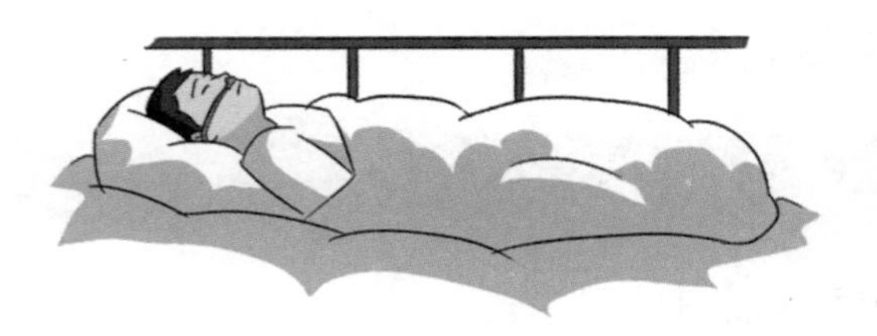

不能进行催吐

286 服毒后应立即采取的措施是什么?

（1）终止接触毒物。

（2）清除进入体内尚未吸收的毒物。

（3）清除体内已被吸收的毒物。

287 服毒后宜在多长时间内洗胃?

洗胃的目的在于尽可能地通过洗胃操作，将胃内残留的毒素尽快地排出体外，以期达到减少吸收的目的，所以应该越早越好。胃的排空时限一般是4~6小时，所以洗胃最佳的时间应该尽量控制在患者服毒后4~6小时，时间控制得越早越好。

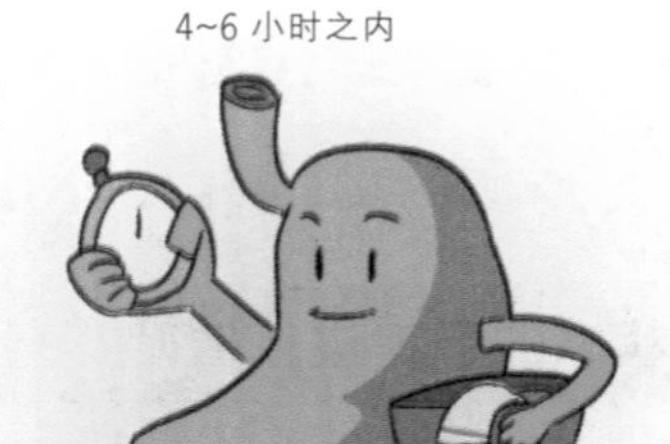

288 什么是洗胃禁忌证?

(1)强腐蚀剂口服中毒。

(2)食管或胃底静脉曲张。

(3)食管或贲门狭窄。

(4)严重心肺疾患。

(5)深度昏迷。

(6)休克而血压尚未纠正者。

289 敌百虫中毒时能用碳酸氢钠液洗胃吗?

敌百虫在碱性环境下变成毒性更强的敌敌畏，所以不能用碱性的碳酸氢钠液洗胃。

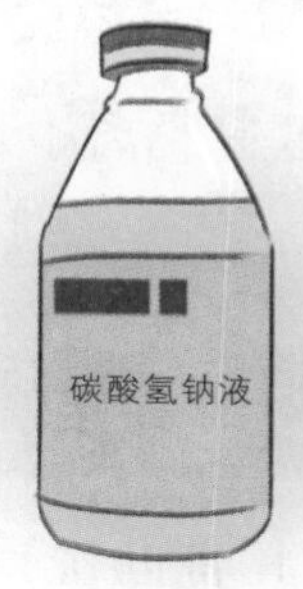

不能洗胃

290 引起肢端溶骨症的常见毒物是什么?

氯乙烯可以引起肢端溶骨症。

291 引起肝血管肉瘤的常见毒物是什么?

氯乙烯可以引起肝血管肉瘤。

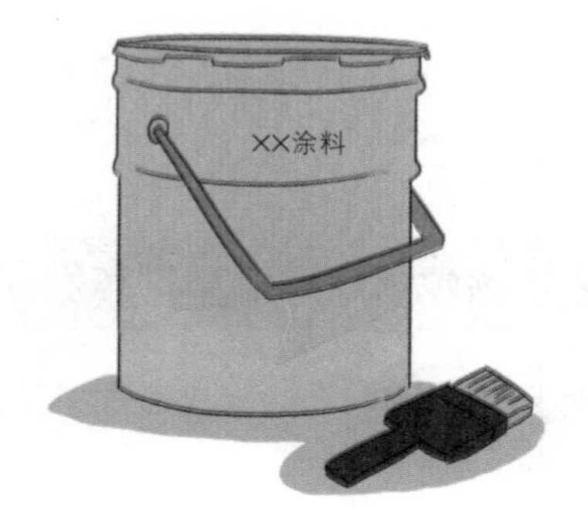

292 对吸入性中毒如氯气、一氧化碳等中毒，最早的处理原则是什么？

迅速脱离中毒现场，转移到空气新鲜的地方。

293 接诊急性酒精中毒时应如何处理？

（1）催吐洗胃。

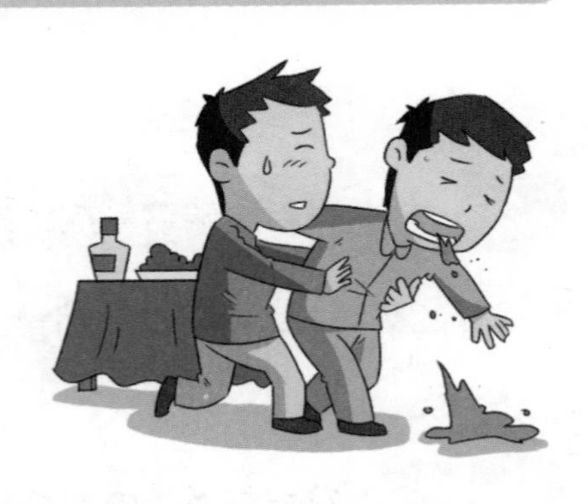

（2）促进氧化：50%葡萄糖100 ml + 普通胰岛素14单位静滴。维生素B_1、维生素B_6各100 mg肌注。

（3）纳洛酮：5%葡萄糖30 ml + 纳洛酮0.6 mg静注。

（4）补液利尿。

（5）对症支持。

294 化学物中毒通用解毒剂有哪些？

（1）口服医用吸附剂。

(2)中和剂。

(3)沉淀剂。

(4)糖皮质激素。

(5)还原型谷胱甘肽。

295 氰化物中毒特效解毒药有哪些?

(1)亚硝酸异戊酯。

(2)亚硝酸钠。

(3)硫代硫酸钠。

(4)亚甲蓝(美蓝)。

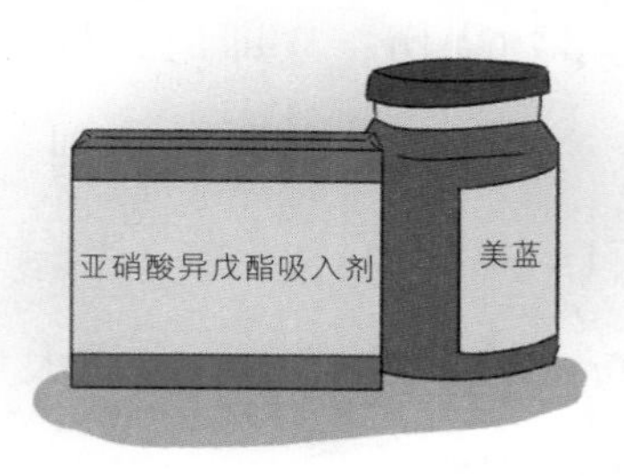

296 浓硫酸中毒的急救措施包括哪些?

(1)对呼吸道损伤者行气管切开。

(2) 立即口服牛奶200 ml。

(3) 眼部沾毒者用大量清水冲洗眼部。

297 发生化学性皮肤烧伤，现场处理的方法是哪些？

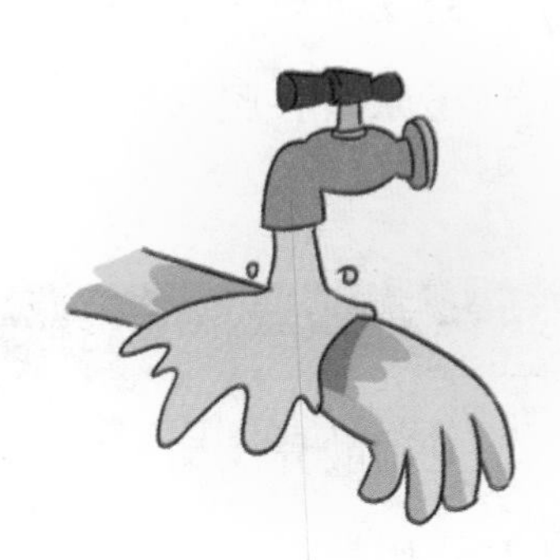

（1）立即移离现场，迅速脱去被化学物玷污的衣裤、鞋袜等。

（2）无论酸、碱或其他化学物烧伤，立即用大量流动自来水或清水冲洗创面15~30分钟。

（3）黄磷烧伤时应用大量水冲洗，浸泡或用多层湿布覆盖包裹。

（4）应将烧伤患者及时送医院。

298 液氯或高浓度氯气暴露后的主要临床表现有哪些？

（1）上呼吸道刺激。

（2）肺水肿。

（3）急性呼吸窘迫综合征。

（4）主要并发症有心肌损害、气胸及纵隔气肿、肺部感染、肝肾功能损害、上消化道出血等。

299 引起职业性急性溶血的常见化学毒物有哪些?

常见的化学毒物有砷化氢、铜盐、苯的硝基或氨基化合物等。

300 发生突发职业中毒时，如何处置患者?

（1）标红色为必须紧急处理的危重症患者，优先处置。

（2）标黄色为可稍后处理的重症患者，次优先处置。

（3）标绿色为轻症患者或尚未确诊的暴露人员，可延后进行处置。

（4）标黑色为死亡人员，暂不处置。